DE LA

CURE RADICALE DU VARICOCÈLE

PAR

LA RÉSECTION DU SCROTUM

PAR

Edmond WICKHAM

Docteur en médecine de la Faculté de Paris,
Ancien interne des hôpitaux de Paris,
(Midi, Lariboisière, Enfants-Malades, Hôtel-Dieu),
Lauréat des hôpitaux (1re mention. Internat, 1881),
Ancien aide d'anatomie de la Faculté,
Médaille de bronze de l'Assistance publique.

AVEC SEPT FIGURES DANS LE TEXTE

PARIS

A. PARENT, IMPRIMEUR DE LA FACULTÉ DE MÉDECINE
A. DAVY, successeur
52, RUE MADAME ET RUE MONSIEUR-LE-PRINCE, 14

1885

DE LA
CURE RADICALE DU VARICOCÈLE

PAR

LA RÉSECTION DU SCROTUM

PAR

Edmond WICKHAM

Docteur en médecine de la Faculté de Paris,
Ancien interne des hôpitaux de Paris,
(Midi, Lariboisière, Enfants-Malades, Hôtel-Dieu),
Lauréat des hôpitaux (1re mention. Internat, 1881),
Ancien aide d'anatomie de la Faculté,
Médaille de bronze de l'Assistance publique.

AVEC SEPT FIGURES DANS LE TEXTE

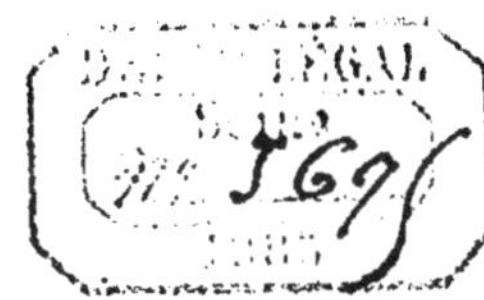

PARIS

A. PARENT, IMPRIMEUR DE LA FACULTÉ DE MÉDECINE
A. DAVY, successeur
52, RUE MADAME ET RUE MONSIEUR-LE-PRINCE, 14

1885

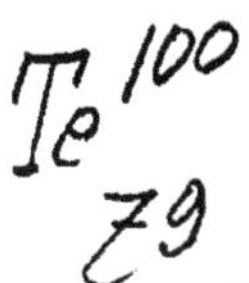

DE

LA CURE RADICALE DU VARICOCÈLE

PAR

LA RÉSECTION DU SCROTUM

AVANT-PROPOS.

Aujourd'hui il est entendu que sous le nom de varicocèle on doit décrire la dilatation variqueuse des divers
plexus veineux qui entourent le canal déférent; c'est là
une affection relativement commune, déprimant assez
souvent les forces physiques et mentales de l'individu
qui en est atteint. Aussi n'est-il pas étonnant de voir
que de tous temps les chirurgiens se sont occupés de la
cure radicale de cette infirmité véritable.

Mais, lorsqu'on met en regard les symptômes plus ou
moins graves, accompagnant parfois le varicocèle et les
accidents quelquefois mortels dus aux différentes inter-

ventions opératoires, on comprend que la majorité des chirurgiens soit opposée depuis de longues années à toute opération. Cependant mon éminent maître le professeur Guyon (1) et le Dr Nicaise (2) ont publié récemment d'intéressants travaux sur la cure radicale du varicocèle par la méthode antiseptique ; au mois de mars dernier, mon très cher maître le Dr Horteloup lisait à l'Académie de médecine un mémoire très remarqué sur la résection bilatérale du scrotum avec excision d'une partie des veines funiculaires : une réaction semble donc s'être faite parmi les membres de la chirurgie française.

Pendant nos deux années d'internat à l'hôpital du Midi, nous avons assisté le Dr Horteloup dans plusieurs de ses opérations ; frappé par les magnifiques résultats obtenus par la résection du scrotum, nous avons cru pouvoir en faire le sujet de notre thèse inaugurale.

Arrivé au terme de nos études médicales, nous ne voulons pas laisser passer l'occasion d'adresser nos remerciements les plus sincères à nos maîtres, qui ont bien voulu nous aider de leurs conseils et qui souvent nous ont témoigné une grande affection. Qu'il nous soit aussi permis de remercier M. le professeur Guyon de l'honneur qu'il nous a fait en acceptant la présidence de notre thèse.

(1) Ann. des mal. des org. génito-urin., mai 1881.
(2) Revue de chirurgie, mai 1884.

CHAPITRE PREMIER.

« Dans le traitement des varices spermatiques, dit
mon maître et ami le Dr Segond (1), chirurgien des hôpitaux, professeur agrégé à la Faculté, les opérations san-
glantes ne sont jamais des opérations d'urgence ; il est
permis de les considérer comme des opérations oppor-
tunes, lorsque les inconvénients actuels ou ultérieurs
de l'abstention sont supérieurs aux dangers de l'intervention. Hors ces conditions précises, les opérations de
cure dite radicale doivent être sévèrement proscrites. »

Assurément on ne pouvait déterminer en termes plus
précis les cas où le praticien est en droit de faire agir le
bistouri ou tout autre instrument chirurgical.

Le varicocèle est une affection qui survient surtout
entre 15 et 35 ans, c'est-à-dire à l'âge où l'homme a besoin de toutes ses forces physiques et intellectuelles ;
mais à cet âge les fatigues de toutes sortes viennent for-
cément aggraver la situation de ceux qui sont en proie
à cette infirmité. Suivant Landouzy (2), le varicocèle
aurait une grande fréquence ; la proportion de 60 p. 100
qu'il indique nous semble exagérée. Le Dr Henry, de

(1) Dict. Jaccoud. Varicocèle. (Nous remercions vivement le
Dr Segond, de l'obligeance avec laquelle il a mis à notre disposition les nombreux matériaux qui ont servi à la rédaction de son
savant article.)

(2) Du varicocèle et en particulier de la cure radicale de cette
affection, 1838.

New-York (1), a examiné, comme chirurgien de la police, 1978 postulants; sur ce nombre il n'a trouvé que 41 varicocèles avérés. Les relevés de ces deux auteurs sont donc en complet désaccord. Il est juste cependant d'ajouter avec Henry que les hommes examinés par lui étaient des gars robustes et d'un extérieur plus qu'ordinaire; or, on sait que le varicocèle survient principalement chez les gens malingres; lorsqu'on le rencontre chez des individus robustes, il faut rechercher le plus souvent comme origine le traumatisme. Cette explication fait comprendre jusqu'à un certain point la divergence d'opinion que nous signalions tout à l'heure. D'ailleurs, on trouvera plus loin des statistiques militaires qui donneront une idée plus exacte de la fréquence de l'affection qui nous occupe. Quoi qu'il en soit, le varicocèle est une maladie plus commune qu'on le croit généralement.

Le varicocèle diminue-t-il avec l'âge? Mon excellent maître, le Dʳ Horteloup, a fait faire des recherches à l'hospice de Bicêtre, et du relevé qui lui a été communiqué, il résulte que (2) « sur une population de 1,600 individus, 42 sujets ont été trouvés atteints ou ayant été atteints de varicocèle, dont 16 avaient débuté avant 25 ans.

« Sur ces 42 varicocèles, 14 avaient augmenté avec les années, 19 étaient restés stationnaires, 8 avaient diminué, 1 seul avait disparu vers 45 ans.

(1) Med. Rec. N.-York, 1882.
(2) Mémoire à l'Acad., inédit.

« Si l'on ne veut s'occuper que des varicocèles ayant débuté avant 25 ans, c'est-à-dire à la période la plus importante des fonctions génitales, on trouve sur les 16 sujets, 11 ayant augmenté ou étant restés stationnaires, 4 ayant diminué, 1 ayant guéri. Ces chiffres suffisent pour pouvoir affirmer que la disparition progressive du varicocèle n'est pas une règle absolue. » Assurément ce serait là un pronostic très fâcheux pour les porteurs de varicocèles, si l'on ne remarquait que la plupart des pensionnaires de Bicêtre ont dû se livrer à des travaux pénibles pour gagner leur vie.

En effet, la conduite du chirurgien doit être différente suivant la condition sociale du malade qui vient le consulter. Beaucoup de varicocèles guérissent par le port d'un suspensoir, le repos, l'absence de fatigue, l'hydrothérapie, etc.; ces moyens thérapeutiques, à la portée de gens aisés, ne sauraient être recommandés à la plus grande partie des malades d'hôpital, qui, lorsqu'ils viennent consulter, demandent la suppression immédiate et permanente de leurs souffrances ou de leur gêne. Chez ces derniers, le traitement palliatif ne peut être longtemps tenté. Vidal (de Cassis) (1) rapporte qu'un de ses opérés répondit un jour à un assistant qui lui demandait la raison pour laquelle il s'était décidé à se faire opérer : « Je suis boulanger; avec ce mal il m'était impossible de travailler pour vivre. » C'est là une considération si importante, que M. le professeur Gosselin, peu partisan de toute intervention dans le varicocèle, la reconnaît de

(1) De la cure radic. du varic., 1850.

grande nécessité, lorsqu'il s'agit d'un ouvrier. N'est-il pas d'ailleurs évident que, pour d'autres opérations, le chirurgien agira différemment suivant la condition sociale de son malade.

Lorsque le varicocèle est volumineux, est-il légitime d'intervenir? Les faits prouvent que les varicocèles volumineux occasionnent des accidents graves, tels que l'hématocèle ou la phlébite : spontanément ou à la suite d'un traumatisme, les veines se déchirent, et il se forme dans l'intérieur des bourses un épanchement sanguin entraînant, dans certaines circonstances, des complications sérieuses; d'autres fois, les veines variqueuses deviennent le siège d'une inflammation plus ou moins vive, la phlébite se développe avec toutes ses conséquences. Vidal (de Cassis) (1) relate deux observations de phlébite; dans l'une elle survint à la suite d'un coup de pied, dans l'autre elle fut due à une épididymite, la phlogose se propagea jusqu'aux veines.

Le docteur Escallier, ancien interne des hôpitaux de Paris, dans un mémoire lu à la Société de chirurgie en 1851, cite deux cas de phlébite spontanée ayant entraîné la mort au bout de quelques jours ; l'autopsie fut faite et on trouva du pus dans les veines spermatiques; la commission chargée de faire le rapport sur cette communication se composait de Michon, Monod et Nélaton ; la conclusion de ces trois éminents chirurgiens fut que « le moyen le plus sûr de s'opposer au mal qui avait tué les deux malades était l'opération. »

(1) Loc. cit.

Par suite du volume du varicocèle, la sécrétion cutanée du scrotum, comme l'a fait remarquer Landouzy,
est très augmentée, surtout du côté affecté. Cette continuelle humidité irrite la peau des bourses et détermine
une démangeaison parfois insupportable.

Comme toutes les varices en général, le varicocèle
produit un abaissement des forces physiques. « Il est de
la plus grande importance, dit Vidal (de Cassis) (1), de
distinguer cette faiblesse qui se lie à la plupart des varices de la faiblesse des vieillards affectés de dilatations
variqueuses sur plusieurs parties du corps. Ici la faiblesse est l'effet de l'âge, elle est antérieure aux varices
et en est souvent une des principales causes, tandis que
chez les porteurs de varicocèles, ce sont les varices elles-
mêmes pour ainsi dire qui dépriment les forces ; la faiblesse est alors l'effet et non la cause. » De nombreuses
observations montrent que le varicocèle diminue considérablement les facultés corporelles, et le traitement bien
dirigé supprime l'effet avec la cause.

La douleur, qui accompagne le varicocèle, est-elle
susceptible de disparaître par les procédés de cure radicale ? C'est là, nous le croyons, un fait indiscutable et la
suppression de ce symptôme parfois si pénible peut être
mis à l'actif de tous les procédés.

« J'ai opéré avec succès, dit Vidal (de Cassis) (2), un
malade qui avait déjà subi l'application des pinces de
G. Breschet et qui avait été inutilement soumis à la ligature adoptée par M. Ricord. Il n'y a que de vives dou-

(1) Loc. cit.
(2) Loc. cit.

leurs et de cruelles angoisses qui puissent contraindre un homme à lutter ainsi contre les récidives et à faire l'essai toujours fort triste de trois chirurgiens et de trois procédés. » Les phénomènes douloureux ont été signalés vingt et une fois, comme cause d'intervention, dans les observations que nous publions à la fin de notre travail; dans la presque totalité des cas il y a eu disparition complète de la douleur.

« Dans le varicocèle, dit Celse, le testicule est à la fois plus bas que l'autre et moins gros que l'autre, puisqu'il ne reçoi' plus de nourriture. » Cette complication du varicocèle a été signalée depuis par beaucoup d'auteurs. M. le professeur Gosselin a rapporté un cas qui prouve sans aucun doute que le testicule peut être endommagé et que ses fonctions peuvent être supprimées. Il donnait ses soins à un malade dont le cordon gauche était variqueux et dont le testicule gauche était un tiers plus petit que celui du côté opposé ; une épididymite survint à droite et l'examen du sperme ne révéla la présence d'aucun spermatozoïde. Cooper, Curling, Barrwell, Pott, Humphry ainsi que beaucoup d'auteurs français ont insisté dans leurs écrits sur cette diminution de volume de la glande séminale. Un fait important à noter, c'est que les procédés de cure radicale, qui ne sont pas susceptibles, bien entendu, de nuire à la nutrition du testicule, arrêtent l'atrophie et déterminent même l'accroissement de volume de la glande, à moins toutefois que la lésion ne soit trop avancée et que le tissu conjonctif sclérosé ainsi que les veines intra-testiculaires dilatées aient pris à tout jamais la place des éléments sécrétoires.

Une des conséquences possibles de cette atrophie complète ou incomplète du testicule est l'impuissance : « Dans certaines positions sociales, dit Vidal (1), l'impuissance peut être considérée comme un faible inconvénient, mais dans des conditions opposées elle devient quelquefois un vrai malheur. Alors le varicocèle n'est pas une cause individuelle de chagrin, une famille entière en supporte les conséquences, car elle peut ainsi s'éteindre. Ces circonstanes sont de nature à influencer les déterminations thérapeutiques, surtout si l'on considère que lorsqu'un côté est affecté, l'autre l'est plus ou moins. » D'autre part, Pearce Gould (2), qui s'est beaucoup occupé de la cure radicale du varicocèle, conseille d'intervenir : 1° lorsque les veines sont variqueuses des deux côtés à la fois, spécialement si l'examen du sperme ne révèle pas l'existence des spermatozoïdes ou si le patient, étant marié, est stérile ; 2° lorsque le testicule du côté opposé n'est pas sain par des causes différentes.

L'affaiblissement génital signalé dans nos observations III et XXXIV, a disparu sous l'influence de l'intervention. Chez certains malades, le coït constitue un véritable soulagement à leur douleur ; chez d'autres, au contraire, leurs symptômes s'aggravent pendant plusieurs jours à la suite de chaque rapprochement sexuel.

Enfin il est incontestable que le varicocèle est parfois la cause d'une malformation physique exagérée, comme chez le malade qui fait le sujet de notre observation

(1) Loc. cit.
(2) Lancet, juillet 1880.

VIII ; chez d'autres l'imperfection des formes est moins manifeste, mais elle n'en suscite pas moins chez ces derniers un état spécial dû à la notion qu'ils ont de ne pas être conformes à leurs semblables ; on sait à quel point les vices de conformation des organes génitaux influent sur le moral de ceux qui en sont atteints.

Des considérations d'ordre mental légitiment-elles la cure radicale du varicocèle ? Il est prouvé que la suppression de cette affection a une telle influence sur le relèvement moral des individus, qu'il nous paraît impossible au chirurgien de refuser en pareil cas son intervention. « Ce ne sont pas seulement les forces physiques qui semblent déprimées par le varicocèle, dit Vidal (1), l'esprit lui-même en reçoit des atteintes réelles. Comme le corps, il devient paresseux et lent, et il n'y a rien de viril dans ses conceptions et dans ses œuvres ; un pareil état jette sur la vie un ennui, aussi les idées de suicide ne sont-elles pas extrêmement rares chez ces malades. Un médecin en chef d'un hôpital d'une ville importante de France s'était rendu à Paris pour consulter sur un varicocèle, bien décidé, disait-il, à se brûler la cervelle si on ne lui promettait pas la guérison. » Chez presque tous les jeunes gens, qui sont affectés de varicocèle suffisamment accentué pour attirer leur attention, il existe un degré de dépression intellectuelle et d'hypochondrie sexuelle ; cela suffit dans certaines circonstances pour rendre la vie intolérable. Dans beaucoup de cas le suspensoir suffirait, mais cette déformation des

(1) Loco citato.

organes générateurs produit un effet tellement démora-
lisateur, que l'expectation ne doit plus alors être con-
seillée à moins qu'on renonce à prévenir un suicide ou
un accès d'aliénation mentale.

Le varicocèle peut aussi être un cas de réforme. Landouzy (1) rapporte que sur 166,317 jeunes gens examinés pendant une période de dix ans en Irlande et en An-
gleterre, 70,5 pour 1000 ont été exemptés par suite de
varicocèle ; d'après Curling la moyenne serait de 7 0/0, ce
qui se rapproche de la statistique précédente. L'« *Army
Medical Department* » nous apprend que de 1869 à 1878,
sur 331,568 hommes ayant passé devant le conseil de revision, 5,312 ont été réformés, ce qui ne fait pas une
moyenne de 10 pour 1000.

M. Sistach a publié en 1863 un travail duquel il résulte qu'en France on réformait en moyenne à cette.
époque 11 hommes sur 1000 pour varicocèle ; ujour-
d'hui, comme le fait remarquer M. Horteloup, grâce
aux services auxiliaires, cette proportion a notable·
ment diminué; d'après une statistique officielle, de
1879 à 1883, la moyenne des réformes a été de 3 pour
1000; enfin sur les 42 pensionnaires de Bicêtre, dont
nous avons déjà parlé, 8 ont été exemptés à raison de
leur infirmité, 2 ont été réformés étant au service.

« Un de mes opérés, dit mon excellent maître le docteur Horteloup, avait été refusé comme engagé volontaire, à cause d'un varicocèle ayant quatorze centimètres et demi de longueur et s'accompagnant de douleurs

(1) Loc. cit., p. 528.

vives ; il était âgé de 20 ans. Opéré le 27 juillet 1882, il devançait l'appel au mois de novembre, sans qu'on soupçonnât l'opération. En février 1884, dix-huit mois après l'opération, il m'écrivait qu'il était caporal et qu'il venait de faire en deux jours consécutifs quarante-deux kilomètres de marche milita're, sans avoir éprouvé ni gêne ni douleur.»

« Le fils d'un officier supérieur, dit Vidal (1), languissait humblement dans une carrière très peu en harmonie avec les aspirations et les goûts qu'il avait puisés dans sa famille ; il peut aujourd'hui suivre la carrière des armes. » Nous pourrions multiplier les exemples pour prouver d'une façon encore plus péremptoire que le chirurgien est mû par de nobles sentiments, lorsque, par son intervention il permet à des individus d'embrasser la carrière de leur choix, et qu'il les débarrasse, par cela même, d'une cause continuelle de chagrin et de regret.

Le varicocèle occasionne parfois des gastralgies violentes ou bien encore des pertes séminales abondantes, entraînant de la chlorose et des palpitations ; il est alors important de ne pas tarder pour agir, la suppression du varicocèle étant suivie de la disparition de ces accidents.

Résumant ce que nous venons de dire sur les indications de la cure radicale du varicocèle, nous croyons que le chirurgien, après avoir fait usage du traitement palliatif pendant un temps variable selon les cas, non seulement peut, mais doit intervenir :

1° Lorsque le varicocèle est volumineux et s'accroît ;

(1) Loc. citat.

2° Lorsqu'il est très douloureux ;

3° Lorsqu'il est une cause de réforme ou d'incapacité pour le travail ;

4° Lorsque le testicule du côté malade s'atrophie, surtout si celui du côté opposé n'est pas sain par des causes différentes ;

5° Lorsque le varicocèle a une influence marquée sur l'équilibre des facultés mentales.

CHAPITRE II

Parmi les divers procédés de cure radicale du varicocèle, nous ne ferons que signaler la castration, la section du canal déférent et la ligature des artères du cordon, procédés dont les résultats sont tellement évidents au point de vue de la nocuité des fonctions génitales, qu'il nous semble inutile d'insister longuement pour en faire ressortir les grands inconvénients. Nous avons hâte d'arriver à la méthode thérapeutique qui comprend une notable variété de procédés opératoires, mais dont le but final est toujours de supprimer la circulation du sang dans le plexus veineux situé en avant du canal déférent. Nous ne reprendrons pas séparément tous ces procédés pour en faire la critique; il nous suffira d'indiquer les désavantages de la méthode en passant en revue les accidents qui peuvent survenir pendant ou après son application.

Wickham.   2

Lorsqu'on agit sur le plexus veineux spermatique, le canal déférent est le plus souvent isolable, et on a les plus grandes chances de le laisser en dehors de la compression ou de la ligature. C'est cependant un temps parfois délicat de l'opération, comme le fait observer Jamain; il est susceptible de présenter des difficultés sérieuses. Le professeur Richet rapporte que, « pratiquant (1) l'enroulement par la méthode de Vidal, en présence et avec l'aide de Denonvilliers qui avait bien voulu se charger de maintenir le cordon, il trouva au milieu du paquet veineux un autre corps filiforme, dur et arrondi, qui le laissa un moment dans l'indécision. C'était, selon toutes probabilités, une veine à parois indurées et épaissies. »

Lorsqu'on agit sur le plexus spermatique, on risque de comprendre l'artère qui est située profondément au milieu de ce lascis veineux, à tel point que, sur le cadavre, il est quelquefois peu facile d'en faire la recherche. Quelques chirurgiens : Guyon, Périer (2), Williams (3), Carlnebler de Breslau (4), Richelot (5) et d'autres pensent que la suppression du cours du sang dans l'artère spermatique ne nuit en rien à la nutrition de la glande séminale, que l'on ne doit pas se préoccuper de ce vaisseau pendant l'intervention, les artères funiculaire et défé-

(1) Anat. méd. ch., p. 839.
(2) Thèse pour le doctorat. Paris, 1864.
(3) Chicago M. J. and Exam., 1870.
(4) Sur le varicocèle et son trait. chirurg., 1880.
(5) Union méd., 1885.

rentielle suffisant à empêcher la dégénérescence des éléments primordiaux du testicule.

Un grand nombre d'auteurs sont loin de partager cette opinion, et les cas multiples d'atrophie du testicule survenue à la suite de la ligature de l'artère spermatique prouvent que leur préoccupation est légitime. Précisément, l'un des motifs qui éloigne le professeur Gosselin d'une intervention quelconque dans le varicocèle est la crainte « des (1) effets possibles et probables de l'opération sur la sécrétion spermatique. L'atrophie légère qui accompagne le varicocèle ne se rencontre pas toujours. Or, n'est-il pas probable que toute opération de ligature ou de compression, dans laquelle l'artère spermatique est nécessairement compromise, est suivie d'une anémie avec toutes ses conséquences ? Il a manqué à tous ceux qui ont préconisé des procédés de démontrer qu'il ne supprimait pas la sécrétion des spermatozoïdes. »

Levis de Philadelphie, Goelet et Henry de New-York, Lawrence Jenckes, Malgaigne et beaucoup d'autres partagent l'avis du professeur Gosselin. Suivant Malgaigne, toute tentative de cure radicale des varices du cordon a pour conséquence la castration, parce que d'après lui il est impossible d'éviter la lésion de l'artère spermatique. Cette atrophie consécutive du testicule a d'ailleurs été constatée à l'autopsie de l'assassin de Delpech. On sait que cet éminent chirurgien fut tué par un de ses anciens malades qu'il avait opéré d'un varicocèle double par la ligature des plexus veineux antérieurs.

(1) Curling, trad. par Gosselin. Note, p. 531.

Cet homme, voyant ses testicules diminuer de jour en jour et constatant un affaiblissement progressif de sa puissance génitale, résolut de retirer la vie à celui qu'il jugeait être l'auteur de la perte de sa virilité.

C'est pour éviter la ligature de l'artère spermatique que le docteur Nicaise (1) rejette tous les procédés de compression et de ligature sous-cutanée et recommande de lier les veines à ciel ouvert : « Je ne sais, dit-il, si dans tous les cas il serait facile de séparer l'artère des veines qui l'entourent et qui quelquefois forment comme un plexus autour d'elle, mais néanmoins on doit chercher à ne pas la comprendre dans la ligature, car cela assure la nutrition du testicule. » La recherche de l'artère spermatique est en effet souvent difficile, comme le prouve l'observation suivante de Richelot : « Opérant un malade en suivant les préceptes édictés par Nicaise, il voulut séparer l'artère spermatique, mais ni par le toucher, ni par la vue, il n'arriva à la démêler au milieu du tissu cellulaire et des veines altérées. » Les résultats immédiats de l'opération ne furent pas des plus heureux ; il se produisit une hémorrhagie capillaire abondante qui fut cause d'une suppuration prolongée et du sphacèle d'une partie du scrotum ; les résultats éloignés furent moins néfastes, puisque le malade guérit, et que, bien que l'artère spermatique ait été comprise dans la ligature, le testicule ne changea pas de volume.

Lorsqu'on agit sur le plexus veineux spermatique, on expose le malade à des complications graves dues au

(1) Loc. cit.

traumatisme des veines. « Les complications des plaies des veines sont justement redoutées des chirurgiens, dit Nicaise (1) ; en 1872, j'ai déjà eu l'occasion d'étudier cette question, mais en laissant de côté la cause première des complications et sans parler non plus des modes de pansements. Depuis cette époque, des progrès considérables ont été réalisés dans la pratique de la chirurgie, par la connaissance plus complète que nous avons de la pathogénie des complications des plaies et par l'emploi de méthodes de pansements basées sur cette connaissance même. C'est dire que les plaies des veines sont moins à redouter aujourd'hui, mais non qu'elles ne peuvent jamais s'accompagner d'accidents. Aussi, malgré les progrès de la thérapeutique, devra-t-on toujours être sobre d'opérations sur les veines. » Le professeur Gosselin redoute aussi la phlébite suppurée et prétend qu'il faut hésiter longtemps avant d'exposer un malade aux chances quelque faibles qu'elles soient de cette complication.

Plusieurs cas de mort due à une phlébite consécutive à une intervention, ont été signalés dans les auteurs. Suivant Curling, plusieurs malades sont morts à la suite de ligatures pratiquées par Roux; sir James Paget (2) rapporte un cas de pyémie; un des malades de Thievenow, auquel ce dernier avait fait subir l'enroulement, mourut le douzième jour de septicémie aiguë; Gant, Gross et sir Howe ont perdu chacun un opéré ; Erischen en a perdu deux ; un (3) censeur d'un des principaux hôpitaux

(1) Loco citato.
(2) Phil. M. Times, nov. 1881.
(3) Lancet, juillet, 1880.

de Londres, auquel on avait pratiqué l'opération de Lée, mourut quelques jours après avoir été opéré; enfin Howe (1) a eu un cas de mort par péritonite.

Lorsqu'on lie le plexus veineux antérieur du cordon, on lie en même temps les nombreux filets nerveux qui l'accompagnent; cette striction occasionne parfois des douleurs extrêmement violentes; elle est même susceptible de susciter le développement du tétanos (Howe).

Tels sont, lorsqu'on agit sur le plexus antérieur, les principaux accidents qui peuvent survenir en dehors des complications des plaies en général. Que cette méthode ait donné de bons résultats au point de vue de la cure radicale du varicocèle, nous n'en disconvenons pas, mais, lorsque le chirurgien emploie cette méthode, il lui faut savoir qu'il n'est pas à l'abri de graves dangers, puisqu'il expose le malade à l'atrophie du testicule, à la phlébite et à des douleurs excessives, plus intenses que celles dont il souffrait avant l'opération.

N'existe-t-il pas d'autres procédés chirurgicaux, aussi efficaces au point de vue de la cure radicale du varicocèle, mais moins dangereux au point de vue de leurs conséquences? C'est ce que nous examinerons dans les pages qui vont suivre.

(1) Eccl. M. J. Cincinn., déc. 1879.

CHAPITRE III.

PROCÉDÉ DU DOCTEUR HORTELOUP.

« C'est au mois d'avril 1882 (1), dit mon excellent maître le Dr Horteloup dans son mémoire déjà cité, que je fus amené pour la première fois à faire une opération contre un varicocèle. Il s'agissait d'un homme de 27 ans, Adrien S..., machiniste dans un théâtre. Son varicocèle avait débuté vers l'âge de 19 ans, mais il n'était devenu douloureux que depuis six mois. Les douleurs très vives survenaient spontanément et s'étendaient depuis le testicule gauche jusqu'à la région lombaire où elles avaient leur maximum d'intensité. Malgré le repos, malgré un très bon appareil contentif, les douleurs n'avaient pu être améliorées, et cet homme, qui ne pouvait plus travailler, venait réclamer une opération avec insistance. Le varicocèle siégeait à gauche et avait une longueur de 19 centimètres. Avant d'agir, je pris conseil de mon savant collègue et ami le professeur Guyon, qui me répondit n'avoir jamais eu encore l'occasion d'opérer des varicocèles, mais qu'il ne serait pas éloigné en pareille circonstance d'avoir recours à la résection du scrotum. »

Le procédé de cure radicale du varicocèle imaginé par

(1) A cette époque, le Dr Horteloup n'avait pas connaissance des règles opératoires établies par le Dr Henry, de New-York, pour la résection du scrotum.

Horteloup n'est autre que celui d'Astley Cooper modifié;
comme le chirurgien anglais, mon éminent maître résèque une partie de la peau des bourses, mais de plus il
excise les veines funiculaires sur une certaine étendue de
leur trajet.

On sait, comme l'a bien démontré Périer (1), que les
veines, à leur sortie de la glande séminale et de l'épidi·
dyme, peuvent être divisées en deux groupes, l'un situé
en avant du canal déférent, plexus spermatique ou pam·
piniforme, l'autre, situé en arrière, formé par deux ou
trois veines entourant l'artère funiculaire. Les veines
funiculaires s'anastomosent peu entre elles et vont se
jeter dans les veines épigastriques. « Lorsque l'injection
veineuse a réussi, dit Périer, on voit très nettement que
les faisceaux spermatique et funiculaire communiquent
largement entre eux au niveau du bord supérieur du testicule et sont complètement distincts dans tout le reste
de leur cours. »

Il est classique d'admettre que dans le varicocèle le
plexus spermatique est le premier atteint, et que, si les
deux plexus sont lésés, l'antérieur l'est plus que le postérieur; tel n'est pas l'avis d'Horteloup. Comme chirurgien de l'hôpital du Midi, mon très-cher maître s'est
trouvé à même d'examiner les organes génitaux d'un
grand nombre d'individus ; de ses souvenirs cliniques, il
résulte qu'il serait plus juste de renverser les termes de
l'ancien errement et de dire que le plus souvent dans le
varicocèle, 1° le plexus des veines funiculaires devient

(1) Th. de Paris, 1864.

variqueux le premier; 2° si les deux plexus sont variqueux, le postérieur l'est plus que l'antérieur.

Les observations de varicocèles opérés, recueillies dans le service de M. Horteloup et publiées à la fin de ce travail, ne font que confirmer cette dernière appréciation. Onze fois sur dix-huit la lésion variqueuse la plus accentuée a été notée comme siégeant au niveau du plexus postérieur. Attaché comme interne à l'hôpital des vénériens, nous avons eu aussi l'occasion de palper beaucoup de malades; il ne nous est possible que d'apporter notre bonne foi pour corroborer l'opinion de notre maître : suivant nous, le varicocèle postérieur serait plus fréquent que l'antérieur.

« Ayant eu l'occasion, dit Curling, de disséquer un varicocèle, j'ai trouvé les veines divisées en trois groupes, le premier formé par les veines le plus dilatées, naissait de la partie inférieure du testicule; le second, dans lequel les vaisseaux avaient un volume moindre mais étaient plus nombreux et plus flexueux, s'élevait de l'extrémité supérieure de l'organe, et le troisième, qui était le plus petit accompagnait en l'enveloppant le canal déférent. » Cette description anatomo-pathologique, ainsi que la planche qui l'accompagne dans le Traité des maladies du testicule, constituent un véritable contrôle de l'opinion que nous émettons plus haut.

Pénétré de cette idée que le varicocèle atteint surtout et d'abord les veines funiculaires, mon très cher maître, le Dr Horteloup, en même temps qu'il résèque le scrotum, fait l'excision d'une partie de ces veines : « je suis persuadé, dit-il, que c'est à cette excision que l'on doit l'amélioration progressive du varicocèle après la résection scrotale ; on doit apporter ainsi pour la guérison des résultats analogues à ceux qu'on cherche à obtenir par les injections coagulantes dans le traitement des varices en général. » Nous avouons ne pas être aussi exclusif ; si nous croyons légitime l'excision des veines funiculaires lorsque le varicocèle est postérieur et a acquis un certain volume, nous pensons d'autre part que, dans bien des cas, la résection simple du scrotum suffit, à condition toutefois qu'elle soit exécutée avec les précautions opératoires sur lesquelles nous ne saurons trop insister.

La résection scrotale telle que la pratique Horteloup, est une résection bilatérale, c'est-à-dire qu'il enlève de la peau des bourses à droite et à gauche du raphé, de telle sorte que la cicatrice due à la réunion des lambeaux soit située sur la ligne médiane et donne plus tard l'illusion d'un raphé normal.

La quantité de peau à enlever est très importante à délimiter ; c'est là un détail opératoire qui a beaucoup préoccupé les divers chirurgiens qui ont pratiqué la résection du scrotum : on a plus d'avantage, prétendent-ils, à réséquer trop de peau qu'à ne pas en réséquer suffisamment. Assurément cette dernière formule ne doit pas être rigoureusement appliquée ; elle est destinée à bien faire comprendre à l'opérateur le but de la résection du scrotum, lequel est en somme la suspension forcée des testicules et des plexus variqueux ; c'est pourquoi, l'opération une fois terminée, les testicules doivent se trouver maintenus à l'extrémité supérieure des cavités scrotales dans le voisinage des anneaux inguinaux extérieurs.

Avec les instruments journaliers, il était difficile de pratiquer la résection du scrotum : mon excellent maître le Dr Horteloup a imaginé un clamp qu'il a fait cons-

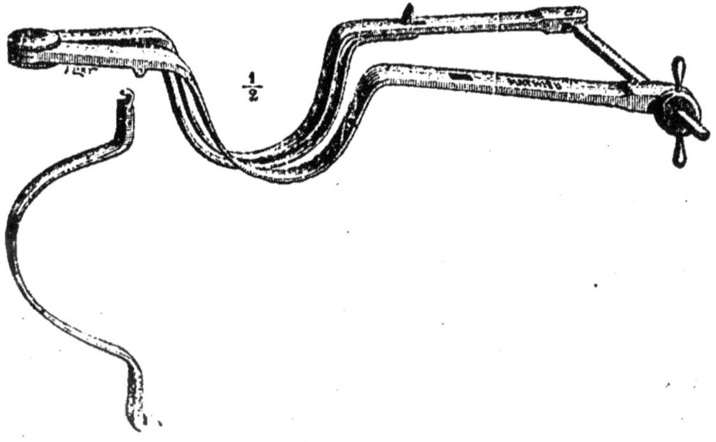

Fig. 1 (1).

truire chez Mathieu, et qui est représenté fig. 1 ; avec cette pince, l'opération se trouve singulièrement simplifiée et le succès de l'intervention est plus assuré.

Ce clamp a la forme d'un compas ; les extrémités libres des branches sont reliées l'une à l'autre par une tige sur laquelle se meut un curseur ; la tige et le curseur sont destinés à maintenir fixe le rapprochement des deux branches. L'une des extrémités libres de ces branches est pourvue d'une encoche dont on voit bien la conformation fig. 2. L'encoche ainsi disposée empêche la tige de se séparer de la branche du clamp, lorsque les

(1) Je dois les figures 1 et suivantes à la libéralité du Dr Horteloup, qui a bien voulu mettre ses clichés à ma disposition.

deux branches sont rapprochées et que le curseur est amené prés de l'encoche. Sur la branche opposée à celle qui présente une encoche, vient s'articuler d'une manière fixe l'une des extrémités de la tige ; lorsque le curseur est poussé à l'autre extrémité de la tige, cette dernière sort aisément de l'encoche et les branches du clamp sont facilement écartées l'une de l'autre.

Les deux branches de l'instrument ont une forme spéciale : arquées dans leur partie médiane, elles sont rectilignes dans le reste de leur étendue. Cette incurvation médiane n'est pas indifférente ; elle correspond à la courbe du raphé scrotal d'un adulte bien conformé. L'extrémité de l'arc située du côté de l'articulation des branches n'est pas sur le même plan que celle située du côté opposé ; nous en donnerons la raison lorsque nous décrirons le manuel opératoire.

La portion arquée des deux branches du clamp est surmontée d'une pièce mobile, de même forme et de même dimension ; la pièce surajoutée n'est pas complètement accolée au clamp, un petit espace est laissé libre, lequel sert à établir la suture superficielle.

Nous arrivons au manuel opératoire. La peau de la région sus-pubienne ainsi que celle du scrotum seront rasées avec soin ; le tout sera lavé très exactement avec une solution antiseptique. D'une façon générale, on devra préférer l'acide borique à l'acide phénique ; ce dernier détermine souvent de l'érythème au niveau des bourses, et par suite des douleurs assez violentes.

L'anesthésie une fois faite, le chirurgien se place à droite du malade, que le varicocèle soit situé à droite ou à gauche. Il passe d'abord à travers les parois scrotales, à cinq ou six centimètres au-dessus du testicule, en avant du plexus veineux postérieur, du côté lésé bien entendu, un fil ciré dont nous verrons l'utilité tout à l'heure. Si le varicocèle est double, ce préambule opératoire sera répété du côté opposé avec un autre fil.

De la main gauche, les deux testicules sont repoussés contre les anneaux inguinaux extérieurs, pendant que la main droite façonne le scrotum, de telle sorte que la portion la plus déclive des bourses soit située sur la ligne médiane ; l'extrémité inférieure du scrotum est confiée à un aide qui l'attire en bas, en même temps qu'il opère une traction modérée sur les anses veineuses du ou des plexus postérieurs par l'intermédiaire du ou des fils.

Le chirurgien, saisissant ensuite le clamp avec la main droite, l'articulation en bas et en arrière, les deux branches écartées, applique ces dernières, la concavité dirigée en haut, sur les parois latérales du scrotum. Les deux branches, dans leur portion arquée, doivent empiéter plutôt sur la partie postérieure des bourses que sur leur partie antérieure ; la portion rectiligne des branches du clamp située du côté de l'articulation de ces branches doit reposer en principe sur le plancher périnéal ; c'est pour cette raison que l'extrémité de l'arc de la pince du côté de l'articulation des branches est compris dans un plan plus élevé que celle de l'autre côté. Ce détail opératoire n'est pas, selon nous, de toute nécessité.

Les branches du clamp seront appliquées à une petite distance des testicules repoussés, et on prendra garde que le scrotum ne vienne pas s'interposer entre les portions rectilignes des branches; sans cette dernière précaution, il se produirait après la section une saillie cutanée susceptible de nuire plus tard après la cicatrisation à la configuration des bourses.

Les branches du clamp, une fois appliquées, on les maintient rapprochées au moyen de la tige et du curseur. Si le chirurgien juge que la pince n'englobe pas

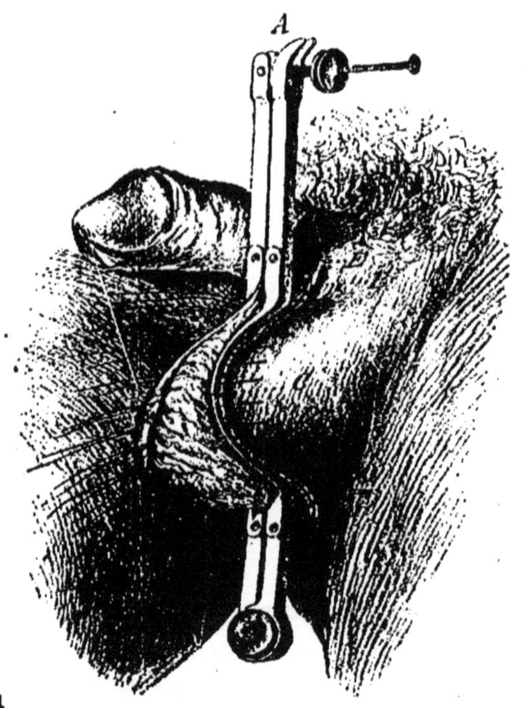

. Fig. 2.

une quantité suffisante de la peau des bourses, ou au contraire qu'elle en comprend une trop grande étendue, en desserrant légèrement le curseur, il lui sera aisé de rectifier son erreur. Nous le répétons, la quantité de peau à enlever doit être la grande préoccupation de l'opérateur, c'est d'elle que dépend le succès de l'opération.

Le curseur sera fortement serré contre l'encoche du clamp, afin que les branches ne changent pas de place et ne glissent pas le long des parois scrotales.

« Pour saisir entre les branches de la pince, dit mon excellent maître le Dr Horteloup, le faisceau veineux postérieur, je le faisais attirer, au début, par les doigts d'un aide, mais on sait avec quelle facilité les veines s'échappent sous la pression des doigts, par suite du tissu cellulaire lâche qui les entoure»; aussi est-il arrivé que dans quelques-unes des premières opérations, l'examen du scrotum réséqué n'a révélé la présence d'aucune veine funiculaire excisée ; lorsque le varicocèle est très volumineux, comme chez le malade qui fait le sujet de l'observation VIII, un pareil accident n'est pas à craindre.

Le clamp, disposé comme le représentent les figures 2 et 4, on procède aux sutures profonde et superficielle. Le Dr Horteloup se sert pour la suture profonde de deux tubes de plomb dont l'un est perforé (fig. 3) et l'autre est plein. Ces deux tubes sont appliqués concentriquement par rapport aux portions non rectilignes des branches du clamp (fig. 2 et 4) et le plus près possible d'elles ; ils sont réunis l'un à l'autre au moyen de fils d'argent.

Leur but est d'affronter les parties profondes, d'empêcher la hernie du testicule à travers les lèvres de la plaie et surtout de prévenir l'hémorrhagie, venant de la section soit des artérioles situées dans les parois scrotales et la cloison, soit de l'artère funiculaire et des veines du plexus postérieur. Que le chirurgien excise les veines funiculaires en même temps qu'une partie du scrotum, ou qu'il se contente de faire une résection bilatérale de la peau des bourses sans toucher aux veines, ce mode de suture profonde est très important.

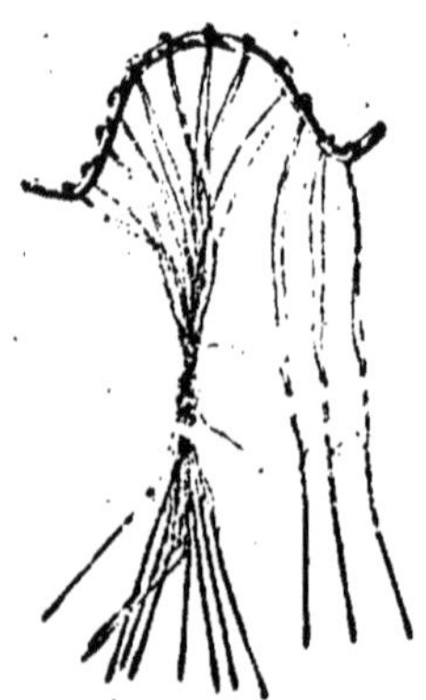

Fig. 3.

La première opération de résection que fit mon très cher maître le Dr Horteloup, je l'assistai comme aide ; il se contenta alors de faire une suture superficielle, mais, dès qu'il eut enlevé le clamp, un épanchement sanguin se forma en arrière des sutures, et, le scrotum, devenant de plus en plus tendu, ces dernières furent enlevées. Deux artérioles furent liées, l'une en haut et en avant, l'autre en bas et en arrière. D'autres petits vaisseaux laissaient écouler du sang, mais l'hémorrhagie cessa sous l'influence d'un lavage fait avec une solution phéniquée au vingtième. Je pensai alors que si on pouvait prolonger la pression produite par le clamp, on supprimerait l'hémorrhagie; c'est alors que j'eus l'idée de faire usage pour la suture profonde de deux tubes de plomb : je soumis cette idée à mon excellent maître le Dr Horteloup, qui voulut bien lui faire bon accueil. Ce mode de suture profonde est un temps important de l'opération : dans le chapitre suivant, en exposant les divers procédés de résection employés en Amérique, nous constaterons que dans tous l'épanchement sanguin intra-scrotal est considéré comme un accident fréquent, que plusieurs chirurgiens préviennent en appliquant sur les bourses un sachet de glace pendant trente-six heures environ après l'opération.

Revenons avec plus de détails à la disposition de la suture profonde. On prépare d'avance un véritable peigne (fig. 3). Il se compose d'un tube de plomb perforé ayant la même configuration que la partie médiane du clamp. Dans chacun des orifices, situés à un centimètre l'un de l'autre, on passe une anse de fil d'argent assez fin sous la concavité de laquelle on introduit les deux chefs, qui sont reliés finalement à une aiguille droite et résistante. Généralement on dispose douze points de suture profonde. On s'occupe d'abord du point médian : on fait glisser sous la portion arquée du clamp l'aiguille qui traversera le scrotum de gauche à droite; avec la main gauche, les testicules seront repoussés en haut, pour ne pas exposer l'aiguille à les atteindre. On fait ensuite le point de suture supérieur, et on continue de haut en bas, en ayant soin d'introduire les aiguilles à travers le scrotum à peu près à un centimètre l'une de

Wickham.   3

l'autre. On coupe les fils d'argent près de leur point d'union avec les aiguilles.

Comme on sait, au niveau de chaque point de suture, se trouvent deux chefs de fil ; les fils peuvent donc être disposés en deux plans, l'un antérieur, l'autre postérieur. Entre ces deux plans de fils, concentriquement à

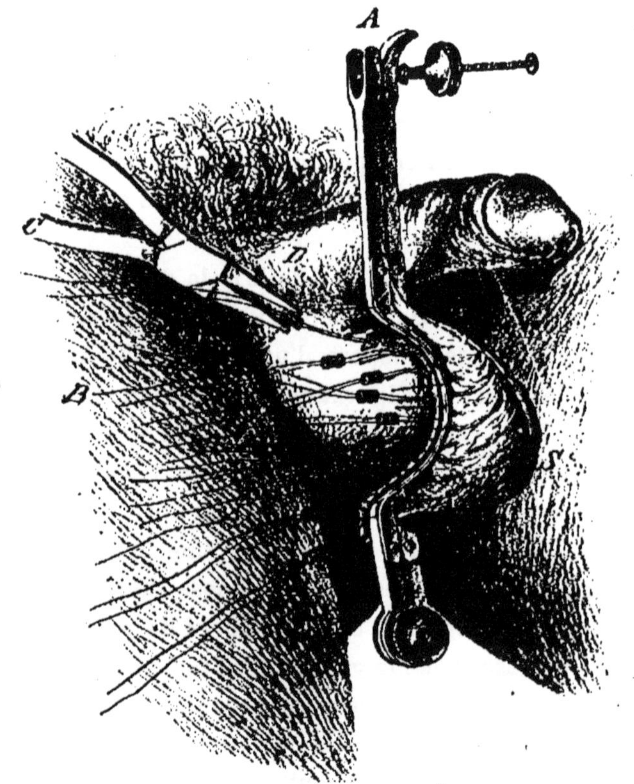

Fig. 4.

la portion arquée du clamp, sur la paroi latérale droite du scrotum, on applique un second tube de

plomb non perforé, de même forme et de même dimen
sion que le premier. Réunissant dans la main droite tous
les fils et maintenant en place le tube non perforé avec
la main gauche, le chirurgien opère des tractions succes-
sives sur les fils, de manière à amener le tube perforé contre la paroi scrotale sous la concavité du
clamp.

C'est alors que l'aide joue un rôle important ; avec ses
deux mains il maintiendra les deux tubes de plomb le
plus rapprochés possible, pendant que le chirurgien as-
surera ce rapprochement au moyen d'anneaux de Galli
(fig. 4). Si le rapprochement des tubes n'a pas été conve-
nablement exécuté par l'aide, la compression se fera mal
et il pourra se produire une hémorrhagie, lorsque la
pince sera enlevée.

M. Horteloup conseille de glisser deux anneaux de
Galli autour de chaque couple de fils ; il écrase d'abord
celui qui est le plus éloigné du tube de plomb. La deuxième
série des anneaux de Galli ne sera écrasée qu'après la
section du scrotum et l'enlèvement du clamp, si en un
point quelconque de la plaie on constate un écoulement
sanguin. Par ce moyen, on évite toute chance d'hémorrhagie, provenant de la section du scrotum et de la
cloison.

Les doubles fils peuvent être remplacés sans inconvénient par des fils simples mais plus résistants ; le second tube de plomb devra, dans ce cas, être perforé comme
le premier.

La suture profonde une fois disposée, on passe a la
suture superficielle. De gauche à droite, à travers les pa-

rois scrotales, entre les portions arquées des branches du clamp et les armatures surajoutées, on introduit une série d'épingles à suture ordinaires, en les espaçant l'une de l'autre d'un centimètre. Puis on résèque le scrotum et, pour ce faire, la partie des bourses à enlever étant

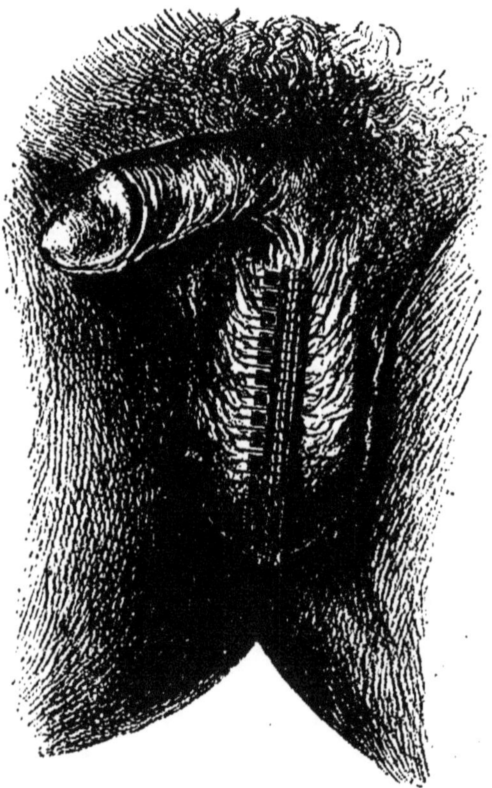

Fig. 5.

tendue en éventail par un aide, on glisse un bistouri le long de la face convexe des armatures surajoutées de la pince. On obtient ainsi une section nette, qui favorise la réunion par première intention. Le clamp est enlevé ; on attend deux ou trois minutes, et si en un point de la plaie on constate un écoulement de sang, on resserre la suture profonde au moyen des anneaux de Galli.

Lorsque la plaie est exsangue, on jette un fil ciré autour de chaque épingle, ayant soin de ne pas trop serrer, car dès le lendemain, les lèvres de la plaie se tuméfient et le gonflement amènerait la section de la peau par les épingles.

Si la coaptation des bords de la plaie n'est pas très exacte, on fera quelques points de suture avec du fil d'argent ou bien avec des serres-fines, lesquelles on retirera dès le lendemain.

Dans les premiers temps, mon excellent maître le Dr Horteloup n'enlevait le clamp qu'après l'achèvement complet de la suture superficielle, mais par ce procédé il était difficile de constater si quelque artériole n'était pas suffisamment comprimée et par conséquent de resserrer la suture profonde d'une manière efficace.

L'introduction des épingles à travers les parois scrotales doit cependant être exécutée avant la section au bistouri, car, les lèvres de la plaie s'enroulant en dedans, il ne serait pas aisé de faire la suture superficielle.

Comme pansement, M. Horteloup se sert de charpie trempée dans l'huile phéniquée au vingtième qu'il recouvre d'ouate hydrophile ; le tout est maintenu par un double spica, fait avec des bandes en gaze phéniquée, qui compriment légèrement le scrotum.

Trente-six ou quarante-huit heures après l'opération,

on enlève la suture profonde : « l'enlèvement de la suture profonde, dit M. Horteloup, est assez douloureux,
mais on'y remédie en coupant un jour les fils d'argent
au-dessous des anneaux de Galli et en ne retirant le tube
perforé que le lendemain.» Quant aux sutures superficielles, on les laisse en place jusqu'au cinquième ou
sixième jour.

La réunion par première intention a été obtenue dans
un assez grand nombre de cas ; les résultats, au point de
vue de la cure radicale du varicocèle, ont été excellents ;
nous aurons d'ailleurs à y revenir, lorsque nous aurons
dit quelques mots des divers procédés imaginés pour
rétrécir les bourses, et particulièrement de la résection
simple bilatérale du scrotum, opération qui, depuis
plus de vingt ans, se fait avec succès en Amérique..

CHAPITRE IV

Tous les chirurgiens sont d'accord pour affirmer qu'un
certain nombre de malades, atteints de varicocèles, se
trouvent soulagés par le port d'un suspensoir bien fait
et bien appliqué. Mais il n'est pas admissible que le suspensoir reste toujours bien appliqué : aussi les testicules
et les plexus variqueux ne sont pas supportés d'une fa-

çon efficace, et, par suite, le soulagement n'est qu'inter-
mittent. C'est pourquoi quelques chirurgiens ont cru
devoir modifier ce mode de suspension en se servant de
liens avec lesquels ils diminuent la capacité des bourses : ils font en somme une excision scrotale tempo-
raire.

Hervez de Chégoin conseille de repousser les testicules
contre les anneaux inguinaux extérieurs et de rétrécir les
bourses en les maintenant serrées à l'aide d'un ruban,
appliqué directement au-dessous des testicules.

Larrey a remplacé le ruban d'Hervez de Chégoin par
une bande de diachylon.

Richard (du Cantal) a imaginé pour lui-même un sys-
tème de suspension identique aux précédents, mais, au
lieu d'un ruban ou d'une bande de diachylon, il fait
usage d'une lame de caoutchouc non vulcanisé de 2 centimètres 1/2 de haut et d'une longueur proportionnelle à
l'épaisseur du scrotum qu'elle veut entourer. Les deux extrémités du lien sont avivées et soudées aussitôt après
la section; cela forme un bracelet, dont la compression
n'est pas douloureuse, à cause de l'élasticité du tissu qui
le constitue. D'après Nélaton, on obtiendrait par ce
moyen une contention parfaite.

L'anneau de Wormald est un assemblage de fils d'argent assez épais, qui sont recouverts d'ouate et de cuir
bouilli ; il a 3 centimètres de diamètre. Une fois placé au-
dessous des testicules, on l'aplatit en en pressant l'un
vers l'autre deux points opposés avec une force suffisamment grande pour que le scrotum ne puisse pas s'é-
chapper.

Enfin Williams (1) emploie, pour le même usage, un anneau de métal très malléable.

Tous ces liens et ces anneaux ont pour but de rétrécir les bourses et de supporter, mieux qu'un suspensoir, les testicules et les plexus variqueux. La pratique est loin d'être d'accord avec la théorie : si la striction exercée sur le scrotum est peu énergique, les liens ou les anneaux glissent sur les parois scrotales, et les bourses tendent à reprendre leurs dimensions premières; si, au contraire, elle a été faite énergiquement, les patients se plaignent de douleurs aussi sinon plus vives que celles causées par la maladie qu'elle est destinée à combattre; la partie du scrotum située au niveau de la compression s'ulcère, celle située au-dessous s'œdématie ou même se gangrène. Ce dernier accident a été signalé par Curling : il s'agissait d'un malade qui avait fait usage d'un anneau de Wormald; les téguments se mortifièrent; mais, après l'élimination, « le retrait fut assez grand pour que le testicule fût maintenu relevé et la maladie diminuée. »

Le suspensoir échoue souvent dans le traitement même palliatif du varicocèle; les liens et les anneaux occasionnent des accidents ou sont des moyens de support infidèles : il ne faut pas en conclure que le varicocèle n'est pas susceptible de disparaître sous l'influence de la suspension; c'est ce que pensait A. Cooper lorsqu'il fit le premier, en 1831, la résection du scrotum. Ce chirurgien ne faisait pas la résection bilatérale, comme mon très cher maître le D\u1d63 Horteloup; il se contentait d'exciser

(1) Med. Age. Détroit, août 1884.

la peau des bourses du côté du varicocèle, il obtenait donc une cicatrice latérale et nuisait par cela même à la configuration des organes génitaux.

A Cooper opérait ainsi qu'il suit : Le malade (1) étant appuyé contre le pied de son lit, les veines dilatées du cordon spermatique sont d'abord vidées de leur sang; puis, saisissant la peau du scrotum avec deux doigts, un aide presse en même temps le testicule contre l'orifice extérieur du canal inguinal avec le dos de la main. Le chirurgien, d'un seul coup de bistouri, enlève toute la portion de peau soulevée par les doigts de son aide, en ayant grand soin d'éviter la cloison. Puis, on lie les ar- térioles qui laissent écouler du sang. Les bords de la plaie sont rapprochés de toutes parts et maintenus en contact à l'aide de trois ou quatre points de suture.

La quatrième fois que A. Cooper fit la résection du scrotum, il modifia un peu son manuel opératoire. Pour empêcher la hernie du testicule à travers les lèvres de la plaie, il passa à travers le scrotum plusieurs fils d'ar- gent avant de faire la section de la peau; mais, d'après lui, cela constitue une difficulté lorsqu'on procède aux ligatures. Il se servit aussi de ciseaux et non de bistouri, croyant ainsi diminuer l'intensité de l'hémorrhagie.

« En faisant cette opération, dit A. Cooper, on rétrécit considérablement le scrotum du côté lésé; l'enveloppe du testicule devient beaucoup plus serrée, à condition toutefois qu'on excise largement la peau des bourses. »

En 1844, Velpeau opéra par le même procédé un ma-

(1) Bransby Cooper. Guy's medical Reports, 1839.

lade atteint de varicocèle. « M. Velpeau (1) vient de pratiquer, à la Charité, sur un jeune allemand affecté d'un varicocèle très volumineux du côté gauche, une opération qui a pour résultat non plus le raccourcissement du cordon, mais celui du scrotum dont on excise une portion considérable, de manière que ce qui reste de cette poche maintient les veines variqueuses. Voici le procédé suivi : le sujet étendu sur la table d'opération, le scrotum a été allongé en forme de tablier, dont la partie supérieure a été traversée de gauche à droite à de petites distances avec une aiguille armée d'un long fil. Il va sans dire que des aides maintenaient le scrotum, tandis que l'opérateur procédait à ce premier temps. Le long fil s'est trouvé naturellement décomposé en un grand nombre d'anses qui ont été divisées de façon qu'il en résultât des fils isolés. Cela fait, à l'aide d'un bistouri, M. Velpeau a réséqué toute la portion du scrotum qui se trouvait en avant des fils et qui pouvait avoir, allongée comme elle l'était, 10 centimètres de hauteur. Les fils ont été noués séparément et l'opération a été terminée. Elle a donné un résultat immédiat très beau. Les testicules se trouvaient fortement relevés et parfaitement maintenus; on avait substitué un suspensoir naturel à un suspensoir artificiel. »

En 1854, Voillemier obtint un très bon résultat en pratiquant la résection du scrotum sur un enfant de 14 ans.

Ce n'est qu'en 1871 (2) que la résection du scrotum fut

(1) Gaz. des hôpit., août 1844.
(2) Americ. Journ. of Syph. and Derm., t. II, p. 220.

tirée de l'oubli par le Dr Henry de New-York. Depuis la publication de son travail, de nombreuses observations ont paru dans les journaux de médecine américains; elles semblent démontrer que les chirurgiens français ont dû leurs insuccès d'autrefois à la défectueuse exécution du procédé. En 1881 (1) et en 1882 (2), Henry a fait paraître deux nouveaux mémoires dans lesquels il expose avec détails les règles opératoires à suivre et les heureux résultats de la résection du scrotum.

Il fait usage d'un clamp, qui rappelle celui de mon très cher maître le Dr Horteloup, mais qui est loin de présenter les mêmes avantages. Il se compose de deux branches fixes surmontées de deux lames mobiles,comme la pince d'Horteloup, mais son incurvation est plus allongée; aussi sa forme, bien que prétende Henry,n'est pas en rapport avec la courbe du raphé normal des bourses. Le chirurgien américain recommande d'appliquer le clamp, avant l'anesthésie, le malade étant debout, de marquer à l'aniline le point de l'application, de retirer le clamp pour le réappliquer de nouveau, l'anesthésie une fois faite. En prenant cette précaution, on est sûr de ne pas enlever une quantité de peau exagérée, bien que contrairement à ce qui se passe pour la circoncision, il vaille mieux en enlever trop que pas assez; toute la peau qui n'est pas nécessaire pour recouvrir les testicules doit être réséquée; de plus, en n'appliquant la

(1) Traitement du varicocèle par la résection du scrotum. New-York, 1881.

(2) Med. Record, N.-Y., 1882.

pince qu'au moment où on est sur le point d'opérer, on
évite la compression des tissus et on ne met pas d'obs-
tacle à la réunion hâtive.

Le clamp appliqué, Henry passe entre les deux lames
à travers les parois scrotales plusieurs fils d'argent à un
pouce de distance environ l'un de l'autre; il excise ensuite le scrotum. Il se sert pour ce dernier temps opératoire d'une paire de cisailles spéciale, avec laquelle il
sectionne la peau des bourses en contournant la face
convexe des lames mobiles; par ce moyen, on fait une
sorte d'écrasement du scrotum et on évite ainsi un écoulement de sang abondant.

Les lames mobiles sont alors enlevées, on tord les fils
d'argent et on retire le clamp.

Dans ses dernières opérations, Henry, sur les conseils
de Lydston (1), a modifié son procédé de suture. Les fils
d'argent déterminaient souvent une ulcération de la
peau; et lorsqu'il y avait beaucoup d'œdème, il était très
difficile de les enlever. Il s'est servi d'épingles en argent
de 1 pouce 1/2 de long; les têtes de ces épingles ont été
recouvertes de cire à cacheter pour éviter la dilacération
du scrotum; il a introduit les épingles à un demi-pouce
l'une de l'autre en arrière et au-dessous des lames fixes
du clamp avant l'excision de la peau des bourses; les
pointes des épingles ont été ensuite garnies de petits
morceaux de liège, destinées à les empêcher de quitter le
lambeau scrotal au moment de l'enlèvement de la pince.
La lame mobile n'a donc dans ce cas aucune utilité. Il a

(1) Chic. M. J. and Exam., 1883.

jeté du catgut autour de chaque épingle et il a coupé les pointes. L'affrontement des lèvres de la plaie est par ce moyen plus exact, d'après Henry, et l'hémorrhagie est plus sûrement évitée. En somme, c'est un acheminement vers la suture profonde, telle que la pratique mon excellent maître le D' Horteloup.

Au bout de trois jours, on retire les épingles. Ces épingles, comme nous l'avons dit, sont en argent, les épingles ordinaires se recouvrant rapidement de rouille et déterminant par cela même, au moment de leur enlèment, de la douleur et quelquefois un décollement des bords de la plaie.

La plupart des chirurgiens américains qui ont écrit sur la résection du scrotum ont signalé l'hémorrhagie immédiate ou consécutive comme une complication relativement fréquente de l'opération : Henry recommande de prolonger l'incision en bas et en arrière pour faciliter le libre écoulement du sang, éviter la stagnation de caillots sanguins et prévenir la suppuration. Si le sang s'écoule en grande abondance, Henry et Maclean conseillent l'emploi d'un sachet de glace appliqué sur le scrotum pendant vingt-quatre ou trente-six heures. Maclean, d'ailleurs, se contente de passer au-dessous des lames fixes du clamp un certain nombre de fils d'argent qu'il tient assez longs ; il enlève la pince et fait plusieurs ligatures avant de terminer la suture.

Lydston évite d'affronter l'extrémité inférieure des deux lèvres de la plaie ; il glisse en cet endroit un drain en os décalcifié. Le drainage est pour lui un élément essentiel pour la réussite de la résection, à cause de l'extrême tension que présente le scrotum lorsque le sang est emprisonné derrière les sutures. Lorsque le clamp est appliqué, dit-il, l'hémorrhagie est presque nulle; mais lorsqu'on l'enlève et que la plaie a été complètement fermée, il peut se faire un épanchement sanguin capable d'empêcher la réunion par première intention; c'est ce qui est arrivé à ce chirurgien, lorsqu'il n'a pas fait usage de drain. De plus, le drainage permet l'application de styptiques, et par conséquent facilite l'hémostase. Suivant Lydston, l'hémorrhagie n'est jamais dangereuse pour la vie, c'est seulement une cause de retard de la guérison.

C'est précisément pour éviter cet accident qu'un chirurgien de Détroit Williams, a imaginé un clamp, rappelant par sa forme celui d'Henry; il le laisse appliqué pendant au moins cinq ou six jours ; chaque matin il resserre les branches au moyen de vis disposées à cet effet. Le scrotum se gangrène et la résection se trouve achevée sans le moindre écoulement de sang. Cette opération doit causer au malade de vives douleurs ; pour éviter l'hémorrhagie, n'est-il pas plus simple de suivre les règles opératoires établies par mon excellent maître le D' Horteloup? Nous n'avons voulu jeter un coup d'œil rapide sur les procédés américains que pour bien faire ressortir la simplicité et la sécurité de celui que le D' Horteloup a employé pendant trois ans à l'hôpital du Midi.

Plusieurs chirurgiens ont combiné la résection du scrotum à la ligature du plexus antérieur. Dans les *Annales des maladies des organes génito-urinaires* (mai 1884), mon collègue et ami Hache a publié une note qui lui a été inspirée par mon éminent maître, le professeur Guyon ; je ne peux mieux faire que la reproduire :

« Le nouveau procédé de traitement du varicocèle dout notre maître, M. le professeur Guyon, a bien voulu nous confier l'exposition, est la combinaison de deux méthodes qui ont donné isolément de bons résultats, la ligature des veines, et la résection d'une partie du scrotum, et dont l'association nous paraît appelée à rendre la guérison plus complète et plus solide sans que l'opération soit plus dangereuse ou plus difficile.

« L'opération, telle que la pratique M. le professeur Guyon, est des plus simples; elle consiste essentiellement, comme nous l'avons dit, dans la résection d'une certaine étendue de la peau des bourses, et dans la ligature du groupe veineux antérieur du cordon. Le malade étant endormi, on trace sur la peau, à la partie antérieure des bourses préalablement rasée, savonnée et lavée à la solution phéniquée au 20°, une incision elliptique à grand diamètre transversal, dont la partie moyenne doit se trouver à un centimètre environ au-dessus de l'extrémité supérieure du testicule. Les dimensions du lambeau circonscrit par cette incision, qui ne comprend que la peau, varient, bien entendu, avec le volume même du varicocèle et le degré de flaccidité de la peau, quand un repos assez prolongé a fait disparaître la tumeur ; dans notre cas, où les dimensions du côté malade l'emportaient sur celles du côté sain de 9 centimètres pour la demi-circonférence, mesurée du raphé antérieur au raphé postérieur du scrotum, et de 4 centimètres pour la longueur, M. Guyon circonscrivit un lambeau de 25 millimètres de hauteur sur 7 centimètres de dimensions transversales, et le résultat fut très suffisant. Cette résection n'a donc pas besoin d'être très étendue à cause de la grande rétractilité de la peau de cette région : on peut la limiter à peu près au quart de l'étendue de la peau du côté malade du scrotum.

« Le lambeau dessiné, on le dissèque rapidement et on l'enlève; on a alors sous les yeux la tunique fibreuse commune, doublant extérieurement la vaginale immédiatement au-dessus du testicule, à travers laquelle on sent et on voit le cordon. On peut dès lors procéder à la ligature du plexus veineux antérieur.

« Pour faire cette ligature, il suffit, *sans ouvrir la vaginale*, de passer derrière le plexus veineux une aiguille courbe ou une sonde cannelée, après avoir isolé et fait maintenir en arrière par un aide le canal déférent. Il ne reste plus alors qu'à passer deux fils de catgut et à poser sur le paquet veineux deux ligatures aux deux extrémités de la plaie, en les écartant l'une de l'autre autant que possible.

« D'après la hauteur de l'incision primitive par rapport au testicule, la ligature inférieure se trouve très près de l'extrémité supérieure de cette glande.

« La ligature ainsi faite, sans dénudation du paquet veineux, n'a pas seulement pour avantage de ne faire à la vaginale que les orifices destinés au passage des fils, l'ouverture de cette séreuse ne constituant qu'une complication insignifiante, grâce à la méthode

antiseptique; son principal mérite est de simplifier notablement l'opération. On sait, en effet, que la dénudation de ces veines est assez délicate, et nécesite l'incision
successive d'un assez grand nombre de plans fibro-cel-
luleux sur la sonde cannelée, sur laquelle il est prudent
de ne charger à la fois qu'une très faible épaisseur de
tissus. Dans le procéde adopté par M. le professeur
Guyon, au contraire, ce temps opératoire ne présente
aucune difficulté.

« Après avoir fait la ligature il ne reste plus qu'à rapprocher exactement par des points de suture, en fente
transversale, les lèvres de l'incision cutanée, après avoir
largement lavé la plaie avec la solution phéniquée au 20°.
Cette réunion peut être totale si l'on est sûr de son catgut, mais il est peut-être préférable de laisser pendant
vingt-quatre ou quarante-huit heures un petit drain
dans un des angles de la plaie. Dans l'une des observations que nous rapportons, et où la plaie avait été complètement fermée sans drainage, une petite fistule s'est
ouverte le cinquième jour, pour ne se fermer que vers ie
vingt-cinquième, entretenue sans doute par le catgut,
qui ne s'était pas résorbé.

« En résumé, l'opération proposée par M. le professeur
Guyon comprend quatre temps :

1° Incision elliptique à grand diamètre transversal de
la peau de la partie antérieure des bourses;

2° Ablation du lambeau circonscrit par cette incision ;

3° Ligature double du plexus veineux antérieur du

cordon, à travers la vaginale non incisée, et la tunique fibreuse commune;

4° Suture de la peau.

« Cette opération nécessite, pendant et après elle, les précautions de la méthode antiseptique.

« Les suites sont des plus simples; notre malade n'a pas eu un instant de fièvre et n'a nullement souffert; il n'y a pas eu d'autre signe de réaction locale qu'un léger épanchement vaginal avec un peu de douleur à la pression, sans parler de la petite fistule que nous avons signalée plus haut. Le caillot consécutif à la double ligature formait encore une induration très facile à sentir quand nous avons revu le malade, près de trois mois après l'opération.

« Le résultat thérapeutique a été excellent, et le malade ne porte plus un suspensoir que par prudence. Nous tâcherons de ne pas perdre ce malade de vue pour nous assurer que sa guérison est définitive, comme son état actuel permet de l'espérer.»

Le procédé opératoire de M. le professeur Guyon peut se rapprocher de celui d'Henry Lee (1). Ce chirurgien préconise l'ablation d'une portion de la peau antérieure des bourses et la division des veines. Tous les temps de l'opération sont pratiqués par la plaie due à l'enlèvement de la peau. Les veines sont temporairement comprimées; on les coupe; on cautérise leur section au thermo-cautère et on fait la suture. La réunion par première intention se fait rapidement.

(1) Lancet, 1881.

Bœnning (1) (de Philadelphie), pratique simultané-
ment la résection d'une partie du scrotum et l'excision
des veines variqueuses entre deux ligatures au catgut.

Dans le procédé de cure radicale de Guyon, Bœnning
et Lee, la ligature, l'excision ou la section du plexus
veineux antérieur est la véritable cause de la guérison.
La résection du scrotum n'y entre que pour une très-
minime part ; elle permet simplement aux malades de
ne pas porter de suspensoir, lorsque les veines ont diminué de volume. Nous ne saurions trop le répéter, pour
que la résection du scrotum soit efficace et ait une action
véritablement salutaire sur le varicocèle, il faut qu'elle
détermine une suspension forcée des testicules et des
plexus veineux variqueux, et que par conséquent la
quantité de peau enlevée soit considérable. Parlant de
la résection de la peau, Hache dit que cette résection n'a
pas besoin d'être étendue à cause de la grande rétractilité des téguments : c'est précisément cette propriété qui
permet le maintien de la suspension forcée et la cure
radicale du varicocèle, après la résection du scrotum
telle que la pratiquent Horteloup et les chirurgiens américains.

Le procédé de Guyon, Bœnning et Lee, diffère donc
absolument de celui d'Horteloup ; dans le premier, on
excise une petite quantité de la paroi antérieure des
bourses du côté lésé ; dans le second, on résèque largement le scrotum à droite et à gauche du raphé ; dans le
premier on agit sur le faisceau vasculaire antérieur,

(1) Phil. M. Times, 1882-1883.

dans le second sur le postérieur. Les deux procédés ont donné d'excellents résultats entre les mains de leurs auteurs; le premier cependant nous semble présenter plus d'inconvénients que le second.

Toutes les fois, avons-nous dit, qu'on agit sur le plexus veineux antérieur, le malade est exposé à des accidents qu'il nous semble inutile de rappeler; le procédé de Guyon, Bœnning et Lee est en effet justiciable de toutes les objections que l'on est susceptible de faire au procédé de Nicaise.

Le manuel opératoire d'Horteloup, irréprochable au point de vue de la résection bilatérale du scrotum ne l'est pas quant à ce qui regarde l'excision des veines funiculaires. Plusieurs fois une hémorrhagie s'est produite dans l'intérieur des bourses, hémorrhagie peu grave, il est vrai, puisqu'elle n'a jamais fait que retarder la guérison ; une fois (observation XVIII), elle a déterminé du sphacèle du scrotum, ce qui a nui à la configuration ultérieure des organes génitaux.

Suivant mon très cher maître le D' Horteloup, l'hémorrhagie, lorsqu'elle se produit, serait due à la rétraction dans le fond de la plaie de l'artère de la cloison, mais cette rétraction au point de dépasser les tubes compresseurs nous semble difficile, puisque tous les éléments de la cloison se trouvent pour ainsi dire embrochés par les douze fils d'argent de la suture profonde; pour que cette artère, très petite d'après Sappey et Farabeuf, se rétracte assez pour déterminer un épanchement sanguin intra-scrotal, il serait nécessaire que la suture profonde eût été très mal établie, ce qui n'est jamais arrivé.

Pour nous, l'hémorrhagie a une autre cause : elle est due à l'excision du faisceau vasculaire postérieur.

L'artère funiculaire, on le sait, accompagne le plexus veineux situé en arrière du canal déférent; deplus, lorsqu'il y a varicocèle, elle est plus volumineuse qu'à l'état normal. Comme l'a fait remarquer Périer, les veines funiculaires communiquent largement avec les veines spermatiques au niveau de l'épididyme ; dans les cas de varices, les valvules sont insuffisantes. Enfin, les veines variqueuses fuient avec facilité sous les doigts qui les pressent, à cause du tissu cellulaire lâche qui les environne de toutes parts.

Lorsque le varicocèle postérieur est énorme comme chez le malade qui fait le sujet de l'observation VIII, le faisceau vasculaire une fois sectionné n'a aucune tendance à se rétracter, tous les éléments musculaires ou élastiques étant passifs par surdistension. Il n'en est plus de même lorsque le varicocèle est moins volumimineux, les fibres musculaires striées qui entourent les éléments du cordon ne sont pas surdistendues et, sous l'influence d'efforts, comme ceux qui accompagnent les vomissements après l'anesthésie chloroformique, le crémaster par sa contraction est susceptible de faire rétracter le bout cardiaque tout au moins du faisceau vasculaire postérieur dans l'intérieur des bourses, et le bout testiculaire, suivant nous, ne tardera pas à l'y suivre. Cette rétraction vasculaire sera aidée, non seulement par la simple compression exercée par la suture profonde, mais encore par les mouvements directs ou indirects que le malade imprimera aux parois latérales du scrotum.

Les extrémités vasculaires du faisceau postérieur étant béantes dans la cavité des bourses, le bout cardiaque des veines funiculaires donnera peu de sang, je le veux bien, à cause des valvules des veines épigastriques, mais l'hémorrhagie, provenant de l'artère funiculaire sectionnée ne s'arrêtera que lorsqu'un caillot aura assuré l'hémostase par compression ; on peut aussi admettre que le bout testiculaire des veines funiculaires, lesquelles s'anastomosent largement avec les veines spermatiques, peuvent donner lieu à un écoulement de sang abondant.

Aussi nous croyons, que, lorsqu'il y aura indication à réséquer le faisceau funiculaire, on devra modifier le manuel opératoire d'Horteloup : réséquer les parties molles, au thermocautère, ce qui, d'après les recherches de Reclus, n'empêche pas la réunion par première intention, ou bien disséquer la peau sur un des côtés, et lier ensuite les deux extrémités de l'anse formée par le faisceau vasculaire postérieur.

D'après mon très cher maître, le Dr Horteloup, l'excision des veines funiculaires doit être pratiquée dans tous les cas de varicocèles, que ces veines soient ou non variqueuses. Suivant nous, il vaut mieux, comme le dit Nicaise, être sobre d'opérations sur les veines, et les observations de résection simple du scrotum que nous avons recueillies nous permettent de conclure que l'excision veineuse doit être réservée aux cas de varicocèles postérieurs et volumineux. C'est ce que nous nous efforcerons de démontrer dans le chapitre suivant, en passant en revue les résultats opératoires des divers chirurgiens qui ont pratiqué la résection du scrotum pour la cure radicale du varicocèle.

CHAPITRE V.

Dans les différents traités de pathologie externe, la résection du scrotum est rangée parmi les modes de traitement palliatif du varicocèle, parce qu'on a l'habitude de considérer ce moyen thérapeutique comme un succédané du suspensoir. Pour nous, nous le répétons une dernière fois, l'excision de la peau des bourses ne commeuce à être efficace que lorsque, après l'opération, la suspension dépasse celle susceptible d'être obtenue par le suspensoir le mieux fait et le mieux appliqué. C'est seulement dans ces conditions que le procédé opératoire d'Horteloup et d'Henry peut donner de bons résultats au point de vue de la cure radicale du varicocèle.

D'après cela, il semblerait que l'opération d'Henry et d'Horteloup est applicable à tous les cas de varicocèles ; il n'en est rien cependant. Le professeur Jaccoud (1) a décrit une variété de varices du cordon, dont la réduction intra-abdominale détermine des accès de gastralgie extrêmement violents. Dès que les veines variqueuses ont réélu domicile dans le scrotum, sous l'influence de

(1) Path. int.

quelques efforts, aidés de l'application de linges très chauds sur les bourses et la région inguinale, les phénomènes douloureux se dissipent. Si, chez ces malades, on pratiquait l'excision scrotale, on favoriserait ainsi l'apparition de douleurs paroxystiques ; aussi, en pareil cas, lorsqu'on aura renoncé au traitement palliatif, on devra rechercher l'oblitération des veines variqueuses par la ligature ou l'excision, et la résection de la peau des bourses ne sera faite que consécutivement, lorsqu'on se sera assuré que la réduction des veines oblitérées n'est plus une cause de douleurs. Ces faits sont rares, il est vrai ; il est bien peu de varicocèles dont les symptômes soient exagérés par le port d'un suspensoir.

Lorsque le varicocèle s'accompagne de hernie, on aura recours au même procédé opératoire.

Nous avons réuni cinquante-six cas de varicocèles opérés par la résection du scrotum : dix-huit ont été recueillis à l'hôpital du Midi dans le service de M. Horteloup ; la plupart de ces derniers ont été opérés par la résection du scrotum combinée à l'excision des veines funiculaires.

Ce qu'il y a d'important à faire remarquer, c'est que l'intervention n'a jamais été suivie de mort.

La réunion par première intention a été obtenue vingt et une fois; ce chiffre est assurément au-dessous de la vérité; plusieurs fois la guérison a été tellement hâtive que le rapprochement des lèvres de la plaie n'a pu se faire secondairement. On sait d'ailleurs que les plaies par instrument tranchant et n'intéressant que le scrotum sont susceptibles d'une prompte réparation; les téguments riches en vaisseaux se prêtent très bien à la réunion.

L'érysipèle s'est déclaré une fois (obs. XXXV); il s'agissait d'un bohémien débilité que l'on avait dû soumettre à un traitement reconstituant pendant plusieurs semaines avant l'opération ; cet accident retarda la cicatrisation, mais ne modifia en rien le résultat de la résection. Un malade de B. Cooper (obs. XXIV) présenta de la déférentite pendant le cours du traitement; il se forma aussi un abcès. Avec les nouveaux modes de pansement, les complications des plaies sont beaucoup moins à redouter, surtout lorsque les téguments seuls ont été sectionnés.

L'accident le plus fréquent qui soit signalé est, nous l'avons déjà dit, l'hémorrhagie. Nous en avons indiqué la cause et nous avons insisté sur les moyens d'y remédier : nous n'y reviendrons pas.

La résection du scrotum a-t-elle été suivie de récidive du varicocèle? A. Cooper, d'après Curling, aurait eu quatre récidives chez ses opérés. Le procédé d'Henry et d'Horteloup a toujours amené une guérison complète des varices du cordon; il est vrai qu'un grand nombre de malades ont été perdus de vue depuis leur sortie de l'hôpital, puisque sur 47 opérés, 17 seulement ont pu être examinés un certain temps après la cicatrisation : aucun ne présentait de récidive. Les insuccès opératoires sont antérieurs à l'usage du clamp ; sans cet instrument, on ne résèque pas la quantité de peau nécessaire a la suspension. C'est ainsi que le Dr Barton (obs. XXX) insiste sur les effets de l'insuffisance de la résection; son opéré n'obtint qu'une guérison relative, grâce à la trop petite excision des téguments.

Les détracteurs du procédé prétendent que la récidive a toujours lieu à cause du relâchement du scrotum. Si l'on s'en rapporte à l'examen des malades opérés, les bourses ne se distendent pas avec une aussi grande facilité qu'on le suppose; il n'est guère possible de comparer la pression exercée sur le fond des bourses par une tumeur variqueuse à celle exercée par un intestin hernié.

D'ailleurs, les récidives sont possibles; n'ont-elles pas été observées à la suite de tous les procédés? Chaque auteur qui a décrit un nouveau moyen de cure radicale du varicocèle n'a-t-il pas fait précéder ses succès opératoires des revers dus aux autres méthodes? Si nous croyons la récidive possible, nous la croyons rare et par conséquent incapable d'atteindre la supériorité incontestable de la résection du scrotum.

M. Horteloup a pratiqué dix-huit fois la résection du scrotum; suivant lui (1) :

« 1° Les nouveaux modes de pansements antiseptiques ne permettent plus de refuser une opération pour des varicocèles douloureux et dont le poids et la longueur troublent l'existence;

2° La résection du scrotum et du faisceau funiculaire est inoffensive;

3° Elle ne fait pas redouter l'atrophie du testicule et semble donner un accroissement des forces génitales;

4° Elle donne au point de vue de la prothèse chirurgi-

(1) Mém. à l'Acad.

cale d'excellents résultats, puisqu'elle ne nuit en rien à la configuration normale des bourses;

5° Elle fait disparaître les douleurs et elle supprime la gêne et la pesanteur;

6° Elle amène une diminution notable des veines spermatiques variqueuses. »

Le varicocèle le plus volumineux que M. Horteloup ait opéré descendait, à gauche, à 24 centimètres au-dessous de la racine des bourses (fig. 6); le testicule gauche était un peu atrophié. Vingt-cinq jours après l'opéra-

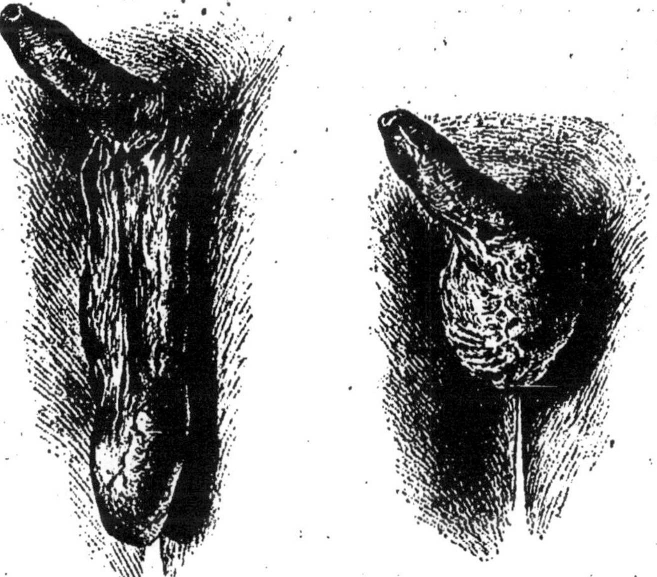

Fig. 6. Fig. 7.

tion, le malade était complètement guéri. On fit alors le moulage de ses organes génitaux (fig. 7). Il revint à l'hôpital du Midi au bout de dix-neuf mois, et il fut constaté que son scrotum ne s'était pas distendu, que le plexus veineux spermatique avait considérablement diminué, enfin que le testicule gauche était de même volume que celui du côté opposé.

Plusieurs autres observations se rapportent à des cas de varicocèles dont la longueur constituait une gêne et une incapacité pour le travail ; l'opération a toujours eu le même résultat heureux. La diminution du plexus veineux spermatique variqueux est une conséquence intéressante, puisqu'elle prouve qu'il n'est pas nécessaire d'agir directement sur ce plexus, lorsqu'on veut obtenir la guérison du varicocèle.

Huit fois la persistance de vives douleurs fut le seul motif de l'intervention ; après chaque opération, on constata une disparition complète des phénomènes douloureux. M. Horteloup a revu cinq de ces malades : au bout de 6 mois (obs. IV), de 19 mois (obs. V), de 29 mois (obs. VI), de 10 mois (obs. XV), de 8 mois (obs. XVI). Chez tous, les douleurs n'avaient pas réapparu ; le travail n'était plus pour eux la cause de fatigue, malgré la suppression du suspensoir. Ces observations démontrent qu'il est possible tout à la fois de respecter les veines spermatiques et d'obtenir la cessation des douleurs qui accompagnent si souvent la dilatation variqueuse des veines du cordon.

Peut-on obtenir les mêmes résultats opératoires sans exciser les veines funiculaires? La résection simple du scrotum a été pratiquée 10 fois sans clamp par A. Cooper, B. Cooper, Key, Luke, Watson ; 28 fois avec clamp par Henry, Barton, Goelet, Levis, Lydston et Maclean.

Nous n'ignorons pas que ce procédé de cure radicale du varicocèle a été employé un bien plus grand nombre de fois (1), mais il ne nous a été possible de nous procurer que 38 observations.

Douze malades ont été opérés à cause des douleurs intolérables qu'ils ressentaient ; chez tous, la suppression des phénomènes douloureux a été absolue après l'opération. Le malade de Barton (obs. XXX) fait cependant exception, mais nous avons donné l'explication de cet insuccès. Plusieurs ont été revus quelque temps après l'opération, et, suivant Henry, il n'y a pas eu réapparition des symptômes qui avaient été la cause de l'intervention.

Plusieurs varicocèles plus ou moins volumineux ont disparu après la résection simple du scrotum. Nous attirerons surtout l'attention sur le malade qui fait le sujet de l'observation XXXIV ; il portait depuis un an un suspensoir sans éprouver aucun soulagement, lorsque Lydston l'opéra. Un an après, le scrotum ne s'était pas distendu, et la guérison se maintenait.

« L'excision d'une partie du scrotum, dit A. Cooper (2), amène une diminution des veines du cordon spermatique ; cette opération peut être tentée sans danger et peut très bien réussir dans le cas de dilatation très considérable avec accompagnement de douleur. » Les varicocèles douloureux ou volumineux, d'après les chirurgiens américains, guérissent par l'excision de la peau des bourses.

(1) Henry. Med. Rec. N.-Y., 1882.
(2) Œuvr. chir., trad. par Ch. et Rich., p. 494.

En présence de ces deux opinions différentes, celle de mon très cher maître le docteur Horteloup, qui attribue la cure radicale du varicocèle, dans la résection du scrotum, à l'excision des veines funiculaires, et celle des chirurgiens américains, qui prétendent arriver au même but par la simple ablation des téguments, il nous est difficile de conclure. Mais puisque les varicocèles douloureux ou peu volumineux disparaissent par la résection simple bilatérale du scrotum, nous pensons que l'excision des veines funiculaires, opération complémentaire de la résection, pourra être réservée aux cas de varicocèles, dans lesquels le faisceau postérieur est surtout atteint et a acquis déjà un certain volume.

La simplicité d'exécution et la bénignité de l'excision scrotale engageront sans aucun doute les chirurgiens à restreindre les cas de non intervention dans les varices du cordon. Des observations ultérieures, nous l'espérons, permettront d'apprécier à sa juste valeur le procédé de cure radicale du varicocèle, mis en pratique depuis de longues années par les chirurgiens américains.

OBSERVATIONS

OBSERVATION I.

E... (Robert), âgé de 23 ans, entre le 12 mars 1883, à l'hôpital du Midi, pour un varicocèle gauche. Depuis son enfance, le malade a remarqué qu'après la marche, son scrotum descendait à gauche plus bas que lorsqu'il était resté au repos. Mais ce n'est guère que depuis un an qu'il s'est aperçu de son varicocèle.

La tumeur variqueuse, augmentant pendant la marche, détermine une gêne notable ; aussi le malade porte-t-il habituellement un suspensoir.

Légères hémorrhoïdes ; légère tuméfaction des veines saphènes.

Le varicocèle augmente aussi de volume, lorsque le malade se met dans des bains chauds.

Aujourd'hui, par suite du repos, le varicocèle descend seulement à 13 centimètres de la racine des bourses. Les veines sont très dilatées, mais peu sinueuses ; elles englobent en haut et en arrière le testicule qui ne semble pas atrophié. Il existe quelques veines superficielles dilatées.

13 mars. M. Horteloup pratique la résection du scrotum. Tout le groupe variqueux postérieur est enlevé.

Le 15. On enlève les serres-fines. Les bords de la plaie sont légèrement gonflés ; ils semblent presque complètement réunis. Les sutures profondes sont retirées.

Le 16. Léger embarras gastrique. Le côté droit du scrotum est un peu gonflé. On enlève les sutures superficielles : une partie de la plaie est réunie.

Le 17. La plus grande partie de la plaie est réunie par première intention, le reste présente des bourgeons charnus superficiels.

Le 19. Le bourgeonnement continue à s'effectuer normalement.

8 avril. Le malade sort. Il ne reste qu'une petite plaie d'un demi-centimètre de large en voie de cicatrisation.

OBSERVATION II.

X...., âgé de 26 ans, entre à l'hôpital du Midi, le 20 juillet 1884, pour un varicocèle gauche, très douloureux depuis un mois ; le plexus veineux postérieur surtout est variqueux. La distance qui sépare la racine des bourses de leur extrémité déclive est de 13 centimètres. Pendant son volontariat, X... a quelquefois souffert au niveau du testicule gauche, mais le repos suffisait alors pour calmer ses douleurs. Ce n'est en somme que depuis un mois qu'il a constaté un notable développement de son scrotum ; des douleurs intenses ont aussi apparu, ce qui l'a empêché de marcher et de monter à cheval.

M. Horteloup pratique le 27 juillet la résection du scrotum.

L'artère de la cloison qui laisse échapper un petit jet de sang est liée.

Les sutures superficielles sont faites avec des fils d'argent. Une serre-fine est placée entre chaque point de suture.

Le 28. Pas de fièvre. On enlève les serres-fines. La plaie est en partie réunie.

Le 29. On enlève les sutures profondes.

Le 30. On enlève les sutures superficielles. Réunion complète par première intention.

3 août. Il reste une petite surface de un centimètre carré non cicatrisée.

OBSERVATION III.

M. S...; capitaine d'infanterie de marine. Père très âgé et bien portant, mais variqueux. En 1882, au mois de juillet, syphilis dont il ne reste plus de trace aujourd'hui. Au Sénégal, il a eu à plusieurs reprises des manifestations paludéennes. Aujourd'hui, le teint est jaune, le facies est un peu amaigri ; le foie et la rate sont hypertrophiés.

Le malade a toujours eu un degré assez prononcé de varicocèle. En 1870, le conseil de revision ne l'accepta que difficilement comme volontaire ; à cette époque, il ne souffrait nullement de son varicocèle, et depuis il n'en a pour ainsi dire jamais souffert.

Il monte à cheval, il marche sans fatigue, et si il exige en quelque sorte une opération, c'est d'abord à cause de la difformité de ses bourses, en second lieu à cause de l'affaiblissement de son pouvoir génital.

L'examen direct fait reconnaître du côté gauche un varicocèle de moyen volume. Le scrotum est allongé et flasque. Les veines postérieures surtout sont développées.

M. Horteloup pratique la résection du scrotum le 11 septembre 1883.

12 septembre. Légère hémorrhagie. Un suintement se fait vers la partie moyenne de la plaie ; une serre-fine appliquée en ce point suffit à empêcher le retour de cet accident. Le même jour toutes les autres serres-fines sont enlevées. La plaie a bon aspect ; l'état général du malade est bon.

Le 13. On enlève les tubes de plomb. La réunion profonde a bien pris dans toute son étendue ; la suture superficielle n'a pas donné de réunion vers le milieu de la plaie.

Le 15. A quelque distance de la plaie de section, on voit deux petites eschares produites sans doute par la compression des tubes de plomb.

Le 17. La cicatrisation s'achève. L'état général est parfait.

Le 21. Le pansement de Lister est remplacé par de la charpie imbibée de vin aromatique. On cautérise au nitrate d'argent les bourgeons charnus exubérants.

Le 23. Le malade se lève et sort en voiture. A partir de ce moment, la cicatrisation se complète très vite.

Deux mois plus tard, S... était marié et remerciait M. Horteloup des heureux effets qu'avait produits l'opération sur ses fonctions génitales.

Observation IV.

S... (Adrien), 27 ans, entre le 20 mars 1882 à l'hôpital du Midi, pour un varicocèle gauche dont le début remonterait à huit ans. Ce varicocèle n'est douloureux que depuis quelque temps. Le malade se plaint de douleurs spontanées, très vives et intermittentes, ayant leur maximum à la région lombaire. A droite, les veines du cordon sont légèrement variqueuses.

A gauche, le testicule est situé en avant ; en arrière de cet organe, on sent un paquet de veines variqueuses remontant jusqu'à l'orifice extérieur du trajet inguinal, endroit où les veines sont peu volumineuses et peu sinueuses.

La distance prise de la symphyse pubienne à l'extrémité inférieure du scrotum est de 19 centim. à gauche et de 15 centim. à droite.

Pas de douleur à la pression.

Le malade réclame avec insistance une intervention. M. Horteloup pratique le 10 avril la résection du scrotum.

Le malade sort le 2 mai complètement guéri.

Le 29 septembre 1882, le malade revient à l'hôpital très satisfait de son opération. Il n'a plus éprouvé aucune douleur et a pu reprendre son travail.

Les bourses ont une disposition normale et il est impossible de reconnaître la cicatrice.

Distance de l'anneau inguinal à la base du scrotum : 11 cent. à gauche, 8 cent. à droite.

Observation V.

Varicocèle double. — Hernie testiculaire.

D... (Henri), âgé de 20 ans, entre à l'hôpital du Midi, le 29 juin 1882, pour un varicocèle double dont le début remonterait à deux ans environ. Le paquet variqueux rentre parfois incomplètement dans l'abdomen.

La distance de la racine de la verge à l'extrémité inférieure du scrotum est de 14 centim. 1/2 à gauche et de 13 centim. à droite.

Le malade ressent des douleurs intermittentes, qui, quoique non violentes, le déterminent à réclamer une intervention.

27 juillet. M. Horteloup pratique la résection du scrotum.

Le 29. Le scrotum est légèrement tendu.

Le 31. On enlève deux points de suture superficielle ; un caillot volumineux occupe le côté droit du scrotum.

3 août. Tous les fils sont enlevés. La réunion par première intention ne s'est pas effectuée.

Le 5. Ecartement des bords de la plaie à travers lequel le testicule fait hernie.

8 septembre. La plaie est complètement cicatrisée. Le scrotum ne mesure que 10 centim. 1/2 à gauche et 8 centim. à droite. Les veines variqueuses ont considérablement diminué. Les douleurs ont disparu.

Le 27. Le malade fait sept heures de marche sans éprouver aucun phénomène douloureux. La cicatrice s'est rétractée, et forme une petite dépression, soutenant ainsi de chaque côté les testicules.

Au mois de février 1884, M. Horteloup a reçu deux lettres de D..., lequel est caporal dans un régiment de ligne. Quelques jours auparavant, il avait fait 42 kilomètres en deux jours consécutifs, fusil et sac au dos, sans avoir éprouvé à la suite aucune douleur. De plus, il est marié et vient d'avoir un enfant. Le malade ne sait comment exprimer sa reconnaissance pour le soulagement qui lui a été procuré.

OBSERVATION VI.

Varicocèle double.

D... (François), âgé de 22 ans, entre à l'hôpital du Midi, le 20 octobre 1882, pour un varicocèle double, surtout marqué à gauche ; ce varicocèle daterait de quatre mois environ ; il est douloureux lors de la moindre fatigue. De la racine des bourses à leur partie la plus déclive, on constate à gauche une longueur de 17 centimètres.

Le testicule ne semble pas atrophié.

26 octobre. M. Horteloup pratique la résection du scrotum. Il applique des serres-fines, de manière à assurer la coaptation des lèvres de la plaie.

Le soir, une serre-fine s'étant détachée à l'extrémité inférieure de l'incision, il se produit une petite hémorrhagie artérielle, qu'une pince à forcipressure suffit à arrêter.

Le 27. Les bords de la plaie sont légèrement œdémateux. On enlève les serres-fines.

Le 30. Enlèvement des sutures profondes.

2 novembre. Enlèvement des sutures superficielles.

Exeat le 8 décembre. Le malade sort complètement guéri.

Au mois de mars 1885, M. Horteloup a reçu de D... la lettre suivante :

« Monsieur,

« J'ai le plaisir de vous dire que je suis parfaitement guéri de mon varicocèle; quinze jours après ma sortie de l'hôpital, j'ai quitté mon suspensoir; avant l'opération, je ne pouvais pas m'en passer. Je n'ai pas senti de douleur malgré la grande fatigue de mon travail et je remercie de tout mon cœur M. le Dr Horteloup. »

Le 10 mai 1885, le malade a été vu par M. Horteloup, qui a constaté le parfait résultat de l'opération.

OBSERVATION VII.

B... (Gustave), âgé de 26 ans, entre le 14 novembre 1882, à l'hôpital du Midi, pour un chancre syphilitique du gland en voie de cicatrisation. De plus, il est porteur d'un varicocèle gauche, remontant à plusieurs années et complètement indolore. La distance du pli inguino-scrotal aux parties déclives des bourses est de 15 centimètres. A la suite de fatigues, le varicocèle augmente de volume et détermine une gêne notable. Les veines scrotales sont énormément dilatées.

Le 20. M. Horteloup pratique la résection du scrotum.

25 décembre. Le malade est complètement guéri, il n'a présenté aucun symptôme fébrile.

OBSERVATION VIII.

Énorme varicocèle gauche.

M... (Jules), âgé de 29 ans, syphilitique, entre à l'hôpital du Midi, le 7 novembre 1882, pour un énorme varicocèle du côté gauche descendant à 24 centimètres au-dessous de la racine des bourses. A droite, la partie déclive du scrotum n'est située qu'à 12 centim.

Le testicule gauche est un peu atrophié.

Le 4 décembre. M. Horteloup pratique la résection du scrotum.

Examen de la portion réséquée : peau intacte, peu de veines tuméfiées. Dans le sac, masse variqueuse, formant un véritable réseau inextricable, et provenant du plexus postérieur gauche réséqué en partie ; veines dilatées béantes comme des artères.

Le 5. Pas de fièvre, pas d'écoulement sanguin.

Le 6. Légère ecchymose sur la paroi scrotale droite. La plaie est rosée.

On enlève les serres-fines.

Le 7. Léger gonflement du scrotum à gauche ; l'ecchymose n'a pas augmenté à droite. Les lèvres de la plaie sont un peu tuméfiées et présentent une petite tendance à l'ulcération.

Le 9. Les tubes de plomb sont enlevés. Bon aspect de la plaie.

Le 11. Enlèvement des sutures superficielles. Un point de sphacèle apparaît au niveau de l'ecchymose.

Le 29. La cicatrisation est presque complètement effectuée.

Le moulage des organes génitaux externes a été fait par les soins de M. Jumelin avant l'opération et après la cicatrisation

Ils se trouvent dans la collection de M. Horteloup, à la Maison municipale de santé. On en retrouvera d'ailleurs la reproduction, p. 59.

Le 15 juin 1884, M. Horteloup a revu le malade ; le scrotum ne s'est pas distendu, le paquet variqueux a notablement diminué de volume, le testicule gauche est maintenant de la même dimension que celui du côté opposé.

OBSERVATION IX.

B... (Albert), âgé de 19 ans, syphilitique, entre à l'hôpital du Midi le 3 mars 1883, pour un varicocèle double dont la longueur est à droite (à partir du pli inguino-scrotal) de 10 centimètres et à gauche de 13 centimètres.

On sent très nettement les veines variqueuses roulées sous les doigts, en arrière et au-dessous des testicules.

M. Horteloup pratique le 5 mars la résection du scrotum.

Le 7. On enlève les sutures profondes.

Le 8. On enlève les sutures superficielles ; la réunion par première intention semble être effectuée.

Le 14. Pas de réunion par première intention. Il y a un écartement de 4 centimètres entre les deux lèvres de la plaie ; la surface a la forme d'un losange ; elle est rosée, granuleuse, sans aucun aspect syphilitique.

Le 17. La cicatrisation continue à se faire. Le malade n'a jamais présenté de symptôme fébrile.

Le malade sort le 20 avril, complètement guéri.

OBSERVATION X.

B... (Léon), âgé de 28 ans, entre à l'hôpital du Midi, le 13 janvier 1883, pour un varicocèle gauche datant de huit ans. Douleur à la suite de travail exagéré. Pas de douleur après le coït. Varices des membres inférieurs. La tumeur variqueuse est formée aux dépens du plexus veineux postérieur. Pendant les efforts, elle acquiert le volume d'un petit œuf de poule environ. De la racine des bourses aux parties déclives du scrotum, on constate une longueur de 12 centimètres. Les veines superficielles ne sont pas dilatées.

18 janvier. M. Horteloup pratique la résection du scrotum.

Le 20. Premier pansement. Il y a très peu de pus. La plaie a bon aspect et est en partie réunie.

Le 23. On enlève les sutures profondes. La plaie semble réunie totalement par première intention; cependant les lèvres sont un peu gonflées.

Le 25. Les sutures superficielles sont enlevées. La réunion est parfaite.

6 mars. Le malade sort. Le testicule droit descend un peu plus bas que celui du côté gauche.

Observation XI.

C... (Henri), âgé de 30 ans, entre le 31 mars 1883, à l'hôpital du Midi, pour un varicocèle gauche, dont le début remonte à l'enfance. Actuellement, son scrotum pendant la marche descend jusqu'au milieu de la cuisse à gauche, ce qui le gêne considérablement pour son travail. Aucun phénomène douloureux. Les deux groupes veineux, antérieur et postérieur, sont variqueux. Le testicule n'est pas atrophié.

Légères varices à la face interne des jambes.

Le 30 avril. M. Horteloup pratique la résection du scrotum.

Le 8 juin. Le malade sort de l'hôpital complètement guéri. Il n'a présenté aucun phénomène spécial à noter.

Observation XII.

B... (Albert), âgé de 24 ans, entre à l'hôpital du Midi le 4 juillet 1883, pour un varicocèle gauche dont le débute remonte à longtemps. Lorsque le malade ne se fatigue pas, la tumeur variqueuse est à peine apparente, dans le cas contraire, le scrotum s'allonge de cinq à six centimètres.

A la palpation on sent une induration de la queue de l'épididyme.

Le 8 juillet. M. Horteloup pratique la résection du scrotum.

Le 11. Enlèvement des sutures profondes.

Le 14. Enlèvement des sutures superficielles. Pas de réunion par première intention. Léger écartement des lèvres de la plaie.

Le 10 août. Le malade sort guéri. Sous l'influence de la marche, le scrotum ne présente plus aucun allongement.

OBSERVATION XIII (personnelle).

Varicocèle gauche. Légère hémorrhagie.

N...(Oscar), âgé de 24 ans, entre à l'hôpital du Midi le 5 mars 1884 pour un varicocèle gauche.

Le malade a contracté en 1880 une blennorrhagie qui a duré six mois ; depuis il a toujours constaté un léger suintement uréthral. En 1881, il aurait eu un chancre syphilitique suivi d'accidents secondaires ; depuis deux ans aucun accident syphilitique n'a reparu.

A gauche N... est porteur d'un varicocèle à début inconnu ; il n'a jamais porté de suspensoir ; il a été réformé.

Depuis six ans, le varicocèle se serait légèrement accru. A la suite d'une marche prolongée, le malade ressent le soir quelques douleurs peu accusées au niveau du cordon. Par instant le varicocèle disparaît pour ainsi dire complètement, et le scrotum à gauche et à droite présente la même longueur, mais le plus souvent les veines du cordon distendues déterminent une augmentation de volume des bourses. C'est ainsi que la mensuration permet de constater après une heure de marche un allongement scrotal de 7 centimètres par rapport au côté sain.

La peau présente quelques veines dilatées. Au palper, on sent un paquet de veines variqueuses situées en arrière et en bas du testicule gauche non atrophié. La dilatation variqueuse est encore perceptible au-dessus du testicule; toutefois, à 3 ou 4 centimètres de l'anneau inguinal externe, les veines sont normales comme calibre. Le plexus postérieur surtout est variqueux.

Le 10 mai. M. Horteloup pratique la résection du scrotum. Les parois des bourses examinées, on voit et on injecte une veine de 2 centimètres de long, variqueuse, provenant du plexus postérieur dont une partie avait été attirée entre les branches de la pince.

Le 11. Ecchymose scrotale à droite se prolongeant le long du fourreau. Tuméfaction au niveau de l'extrémité postérieure de la plaie, produite par une légère accumulation de sang. Les bords de la plaie sont augmentés de volume, et les tubes compresseurs sont cachés au fond d'un véritable sillon ; M. Horteloup coupe les fils au-dessous des tubes de Galli de façon à diminuer la compression des tubes de plomb.

On continue le pansement à l'huile phéniquée.

Le 12. M. Horteloup enlève la suture profonde.

Le 14. Un peu de gonflement du scrotum à gauche. Pas de réunion par première intention. Les épingles situées à la partie supérieure de la plaie sont tombées par suite de l'ulcération de la peau. L'ecchymose du fourreau n'a pas varié d'étendue depuis le lendemain de l'opération.

Le 29. La plaie va très bien. On a enlevé la suture superficielle depuis dix jours.

Sur la ligne médiane, un peu au-dessous de la racine de la verge, se trouve un kyste sanguin de la dimension d'une grosse cerise ; M. Horteloup fait avec une lancette une ponction qui donne issue à un sang noir, fluide.

Le 31. Il s'est reformé dans le kyste une collection sanguine Nouvelle ponction. Ecoulement d'une cuillerée de sang noirâtre.

Le 3 avril. Le kyste sanguin n'existe plus. La plaie est presque complétement cicatrisée.

Le 21. Cicatrice complète, linéaire en avant, sinueuse en arrière.

Le 2 mai. Le malade sort de l'hôpital ; on l'a fait marcher pendant un certain temps et on n'a constaté aucun allongement scrotal.

Le moulage des organes génitaux externes a été pratiqué par les soins de M. Jumelin ; l'épreuve se trouve dans la collection de M. Horteloup à la Maison municipale de Santé.

OBSERVATION XIV.

V... (Victor), âgé de 32 ans, entre à l'hôpital du Midi, le 14 mai 1884, pour des accidents secondaires.

De plus, il est porteur d'un varicocèle gauche, pas très volumineux, mais douloureux; le plexus veineux postérieur est surtout variqueux. Le malade réclamant avec insistance une intervention, M. Horteloup pratique la résection du scrotum le 10 juillet.

Le 11. Pas de fièvre. Enlèvement de la suture profonde.

Le 12. La plaie va très bien ; le malade ne souffre pas.

Le 15. Les sutures superficielles sont enlevées. Réunion par première intention.

Le 5 août. Le malade sort complètement guéri, il marche sans gêne ni douleur. La cicatrice est peu visible.

OBSERVATION XV.

P..., (Joseph), âgé de 23 ans, entre à l'hôpital du Midi pour un varicocèle gauche, dont le début remonterait à douze ans. Il n'a pas été réformé. Sous l'influence d'un travail prolongé le varicocèle augmente et devient douloureux. Après une heure de marche, on constate de la racine de la verge à la partie déclive gauche du scrotum une longueur de 12 centimètres. Le plexus postérieur est surtout atteint.

Le 8 juin 1884. M. Horteloup pratique la résection du scrotum. La portion réséquée du scrotum ne révèle la présence d'aucune veine sectionnée provenant du plexus postérieur,

Le 10. Bon état général. Pas de fièvre. Douleur peu accentuée au niveau du scrotum.

On enlève la suture profonde. La plaie a bon aspect : on n'observe ni gonflement ni tuméfaction.

Le 12. Enlèvement des sutures superficielles. La plaie est réunie par première intention.

Le 13. Cicatrisation.

Le 1er juillet. Le malade sort complètement guéri ; suppression totale des douleurs après la marche.

Le 2 avril 1885, P..., qui est soldat dans l'infanterie, écrit à M. Horteloup pour le remercier du soulagement qu'il lui a procuré ; il est très satisfait de « la grande réussite de l'opération. »

OBSERVATION XVI.

J... (Louis), âgé de 24 ans, entre à l'hôpital du Midi le 12 juillet 1884, pour un varicocèle volumineux.

En 1878, étant apprenti cuisinier, exposé continuellement à la chaleur, le malade s'aperçut qu'à la fin de la journée le scrotum augmentait de volume, et que cette augmentation de volume lui déterminait une forte sensation de pesanteur. En 1882, à la suite de fatigues, J... ressentit de vives douleurs au niveau des bourses ; depuis cette époque, chaque fois que le malade se livre à un exercice prolongé, ces douleurs reviennent, irradiant dans tout le côté gauche, amenant une véritable suffocation avec menace de syncope. Les accidents diminuent et disparaissent lorsque J... a le soin de soutenir son scrotum avec une serviette dès le début de l'accès. Le port d'un suspensoir amène une diminution dans l'intensité des accès.

Aujourd'hui, les diamètres antéro-postérieur et vertical du scrotum sont augmentés. A gauche de la racine de la verge à la partie déclive des bourses on constate une longueur de 13 centimètres. Le diamètre antéro-postérieur en bas est de 9 centimètres. A la palpation, on sent que le testicule gauche est plus petit que celui du côté droit. Le paquet variqueux est surtout formé par les veines postérieures du cordon, qui s'étalent en arrière. Le testicule est repoussé en bas et dirigé transversalement.

Le malade étant gêné dans son travail, les douleurs devenant de plus en plus fréquentes, M. Horteloup pratique le 22 juillet la résection du scrotum.

Le 24. Bon état général. Pas de fièvre. On enlève les sutures profondes.

Le 28. Enlèvement des sutures superficielles. Bon aspect de la plaie, dont les bords ne sont pas gonflés. La réunion par première intention n'a pas été obtenue dans toute l'étendue.

Le 2 août. Le malade commence à se lever.

Le 26. La plaie est complètement cicatrisée. Le malade demande à sortir, il ne ressent plus aucune douleur après la marche.

Le 20 octobre. De la racine de la verge aux parties déclives des bourses, longueur 6 centimètres. Le paquet variqueux a diminué; il est plus souple. Le testicule a augmenté de volume. Les douleurs ont complètement disparu. Au niveau de l'extrémité postérieure de la cicatrice se trouve une petite saillie cutanée due à la disposition des branches du clamp.

Le 21 mars 1885, J... écrit à M. Horteloup que depuis l'opération il n'a pas interrompu son travail un seul jour; au mois de janvier dernier il a eu de grandes fatigues, malgré cela il n'a ressenti aucun malaise, « ce qui, écrit-il, est réellement un grand bonheur pour moi qui ai souffert tant de fois des terribles douleurs au cœur que m'occasionnait mon varicocèle. » Il termine sa lettre en exprimant sa vive reconnaissance.

Observation XVII.

Varicocèle double.

T... (Henri), âgé de 23 ans, entre à l'hôpital du Midi pour des accidents syphilitiques. Il y a six mois, il a eu un chancre au niveau du fourreau de la verge; on sent encore aujourd'hui une induration. Pléiade ganglionnaire inguinale. Depuis un mois syphilides érosives ulcéreuses de l'isthme du gosier et de la face dorsale de la langue. Engorgement des ganglions sous-maxillaires, psoriasis palmaire et plantaire.

Traitement antisyphilitique.

Le malade est porteur d'un varicocèle double depuis six ans environ. Il a été classé par le conseil de revision dans l'armée auxiliaire. Ce varicocèle volumineux gêne le malade mais ne détermine aucune douleur. De la racine de la verge aux parties déclives du scrotum, on constate à gauche 18 centimètres, à droite 15 centimètres et demi. Le diamètre antéro-postérieur au niveau du testicule est à droite de 4 centimètres, à gauche de 7 centimètres. Les veines scrotales sont en partie dilatées ; les plexus postérieurs surtout sont variqueux. Les testicules sont petits et comme atrophiés.

31 juillet. M. Horteloup procède à la résection du scrotum. A cette époque le malade présente encore des syphilides linguales.

2 août. On enlève les sutures profondes; la plaie a bon aspect, ses bords ne présentent pas de gonflement.

Le 6. On enlève les sutures superficielles, continuation du pansement à l'huile phéniquée.

Le 19. Le malade sort sur sa demande. Cicatrisation presque complète.

11 octobre. Le malade revient à l'hôpital. De la racine de la verge aux parties déclives du scrotum, on n'observe qu'une longueur de 6 centimètres. Le paquet variqueux a considérablement diminué de volume; les testicules sont plus volumineux.

OBSERVATION XVIII (personnelle).

*Varicocèle gauche. Hémorrhagie. Epanchement sanguin
considérable.*

D... (Emile), âgé de 18 ans, entre à l'hôpital du Midi le 17 septembre 1884, pour des accidents secondaires.

Le malade a contracté la blennorrhagie pour la troisième fois au mois de mai dernier; dans le courant de juin, il a eu une orchite à gauche, laquelle a déterminé du côté de la queue de l'épididyme une induration que l'on sent encore aujourd'hui.

Depuis deux ans, D... est porteur d'un varicocèle gauche causant de vives douleurs après la marche.

Au mois de février dernier, il a été opéré dans le service de M. Péan, à l'hôpital Saint-Louis; d'après son dire, on lui aurait maintenu pendant quarante-huit heures deux pinces à forcipressures au niveau du plexus antérieur gauche. Cette opération n'a produit aucun résultat, aussi le malade réclame-t-il avec insistance une nouvelle intervention.

Le 25 octobre, nous constatons que les veines du cordon sont volumineuses; les deux plexus, antérieur et postérieur, sont variqueux; mais l'antérieur est plus atteint que le postérieur.

Après la marche, le malade ressent des douleurs vives dans le scrotum avec irradiation du côté des lombes; la pression, même légère, des veines dilatées, fait souffrir le malade.

Après une heure de marche, la mensuration donne un allongement scrotal de 4 centimètres par rapport au côté sain; de la base de la verge à la partie déclive des bourses, on observe une longueur à droite de 6 centimètres, à gauche de 10 centimètres,

Le 27. M. Horteloup procède à la résection du scrotum. Pour la première fois, avant l'application de la pince, il passe un fil ciré à travers les parois scrotales en avant du plexus postérieur, de façon à bien comprendre ce plexus dans la section.

Après la section du scrotum, il se produit une petite hémorrhagie artérielle à la partie antérieure de la plaie; elle est facilement arrêtée.

La portion réséquée du scrotum révèle la présence d'une assez grande quantité de veines sectionnées appartenant au plexus postérieur.

Pansement à l'huile phéniquée. Le soir à dix heures, le malade se plaint de douleurs vives au niveau des bourses.

Le 28. Le fourreau de la verge est le siège d'une hémorrhagie abondante ; la verge est considérablement augmentée de volume. L'épanchement sanguin sous-cutané s'étend en nappe jusqu'à la moitié de la distance pubio-nombrilaire. La peau du scrotum est fortement tendue ainsi que la peau du périnée : en ce dernier point, toutefois, l'épanchement semble être plus considérable ; il se prolonge en arrière sur les parties latérales de l'anus, sur les côtés le long de la face interne des cuisses.

Pansement avec compresses trempées dans un mélange d'eau et d'alcool camphré.

Hier soir, T. 38°,6 ; ce matin, 37°,6. Bon état général.

Le 29. Hier dans la journée, rétention d'urine ; cathétérisme hier soir. Ce matin, nouveau cathétérisme.

Même état. On renouvelle le pansement. T. S. 38°,6.

Le 30. Enlèvement des sutures superficielles et profondes, expression de caillots sanguins noirâtres.

Lavage à la solution phéniquée au 20°. Pansement à plat avec de la charpie trempée dans l'huile phéniquée. M. Horteloup touche préalablement avec de la teinture d'iode les parties profondes de la plaie.

Continuation de la rétention d'urine. T. M. 37°,4 ; S. 38°,4.

Le 31. Miction spontanée. Escharification des bords de la plaie scrotale. Diminution très notable du volume de la verge. T. M. 39°,2 ; S. 39°,8.

1er novembre. T. M. 38°,6 ; S. 39°,8. Le malade n'a pas été à la selle depuis l'opération. 2 verres d'eau de Sedlitz.

Le 2. Le malade a moins de fièvre. On remarque une plaque gangreneuse de la grandeur d'une pièce de cinq francs en argent, située sur la portion gauche du scrotum et intéressant toute l'épaisseur de la paroi.

Le 10. Bon état général. Les eschares se sont en grande partie éliminées. Bourgeons charnus de bonne nature.

On continue à toucher la plaie avec de la teinture d'iode ; pansement à l'huile phéniquée.

Le 13. On rapproche avec de la toile et du collodion les deux lèvres de la plaie scrotale afin de prévenir la bifidité du scrotum.

Le 16. Le malade a voulu se lever hier dans la journée; le soir, fièvre.

Le 25. La plaie est en voie de cicatrisation.

8 décembre. Le malade sort de l'hôpital. Cicatrisation complète. Légère bifidité scrotale. On fait marcher le malade, qui ne se plaint d'aucune douleur consécutive,

Observation XIX (1).

Le docteur Lee a envoyé à A. Cooper un malade, lequel avait un énorme varicocèle à gauche, avec grande distension du scrotum. Il ressentait des douleurs violentes et, de plus, son état mental était très déprimé. Le 18 février 1831, une grande portion du scrotum est réséquée, les testicules sont mis à nu. Avec trois sutures on rapproche les bords de la plaie scrotale et le 3 mars suivant, le malade quitte Londres.

Après l'opération, le malade put faire cinquante milles à cheval par jour, sans inconvénient, tandis qu'avant l'opération une course de plus de deux ou trois milles le fatiguait; le malade était très satisfait de l'opération.

Observation XX (2).

S..., âgé de 20 ans, souffre depuis trois ans d'un varicocèle. Résection du scrotum; légère hémorrhagie ayant nécessité quelques ligatures. L'opération réussit très bien; les veines ont considérablement diminué; le suspensoir n'est plus nécessaire; toute douleur a disparu.

Observation XXI (3).

H. B..., âgé de 18 ans, a un varicocèle du côté gauche dont le début remonterait à quatre ans. A l'âge de 15 ans, il est tombé

(1) A. Cooper. Guy's Reports Hospital, 1838.
(2) Idem.
(3) Idem.

à cheval sur une barre de fer, et il pense que cet accident a beaucoup augmenté son infirmité. Les douleurs se manifestent surtout pendant la marche.

Le 20 juillet 1837 on lui fait la résection du scrotum; quelques petites artères sont liées. Après l'opération, on le renvoie en voiture à Chelsea; la plaie se guérit très vite et les douleurs disparaissent.

Observation XXII (1).

John K..., 25 ans, s'est aperçu il y a trois mois d'un varicocèle dont il est porteur du côté gauche; il se plaint de douleurs qui augmentent de jour en jour. Le 15 octobre 1837, la résection du scrotum est pratiquée; la plaie guérit très bien, et le malade se trouve soulagé.

Observation XXIII (2).

Pendant l'automne de 1837, un jeune homme âgé de 18 ans, est venu trouver le docteur Key; il souffrait beaucoup d'un varicocèle. Ce dernier siégeait à gauche et descendait plus bas que d'ordinaire. On lui fit la résection du scrotum, et on obtint le résultat que l'on avait désiré, c'est-à-dire la disparition des douleurs.

Observation XXIV (3).

Un jeune homme de la campagne était sujet depuis deux ans à un varicocèle du côté gauche, qui avait amené chez lui un état pénible de souffrances morales et physiques. Le scrotum, du côté malade, avait un volume double de celui du côté sain, la pression y était douloureuse; le testicule lui-même commençait à se

(1) Cooper. Guy's Reports Hospital, 1838.
(2) Idem.
(3) Bransby Cooper. Gaz. méd., 1830, p. 366.

Wickham.   6

prendre et offrait déjà les signes d'un état d'irritation. Les veines du côté droit présentaient déjà un commencement de dilatation. Du reste, tous les symptômes, soit locaux ou sympathiques, soit généraux, ne laissaient aucun doute sur l'affection.

Comme il y avait habituellement une constipation opiniâtre, on prescrivit quelques purgatifs et le repos pendant six semaines, sans un espoir fondé d'obtenir la guérison par ce mode de traitement. Le 8 février 1830, on en vint à l'opération, recommandée par Astley Cooper. On appliqua des bandelettes agglutinatives, ainsi que des linges constamment imbibés d'eau froide.

Il y eut un peu de fièvre les jours suivants, assez de douleur, beaucoup de gonflement, de la suppuration, un petit abcès, une inflammation du cordon des deux côtés; mais, sous l'influence des émollients locaux, du repos, du régime, de quelques purgatifs, tout rentre dans l'ordre, et, le 4 mars, la plaie était entièrement cicatrisée; le scrotum était fortement serré contre le testicule; les cordons spermatiques n'étaient pas plus volumineux qu'à l'état normal, mais ils semblaient seulement un peu plus solides; il n'y avait plus de trace de varicocèle; tous les symptômes concomitants avaient disparu.

OBSERVATION XXV (1).

Le Dr Watson (de New-York) rapporte l'observation d'un malade porteur d'un varicocèle, lequel lui causait une sensation de tiraillement désagréable parfois le malade ressentait de vives douleurs. On lui pratiqua la résection du scrotum et tous les symptômes disparurent.

OBSERVATION XXVI (2).

Curling rapporte qu'en mai 1840 A. Cooper a excisé une portion du scrotum sur le fils d'un médecin de sa connaissance ;

(1) New-York Medical and Surg. Journal, oct. 1840.
(2) Curling, trad. par Gosselin, 2° édit., p. 536.

or, en décembre 1842, ce jeune homme continuait à n'avoir plus de malaise et son testicule était de volume normal.

Observation XXVII (1).

Le Dr Luke (de Londres) a opéré, en 1841, un jeune mécanicien de 21 ans; son varicocèle était très douloureux. La cicatrisation se fit lentement. Six semaines après l'opération, les douleurs n'avaient pas complétement disparu. Depuis cette époque, le malade n'a pas été revu et on a su qu'il avait pu reprendre son travail.

Observation XXVIII (2).

En juin 1870, Henry aida un chirurgien de Londres, lequel fit une résection du scrotum sur un garçon de 15 ans. L'absence d'un clamp convenable rendit l'opération difficile ; il n'y eut pas de réunion par première intention. Le malade fut revu le 4 avril 1881 ; le résultat était excellent et le malade très satisfait.

Observation XXIX (3).

De 1871 à 1881, Henry (de New-York) a pratiqué *quatorze* fois la résection du scrotum sur des hommes de 19 à 45 ans. Le varicocèle fut toujours situé à gauche, sauf dans un cas où il était double. Neuf malades sur quatorze guérirent par première intention. Les cinq autres guérirent en partie par première intention; le restant de la plaie suppurat devint granuleux. Les neuf premiers purent reprendre leurs occupations au bout d'une semaine. La durée de traitement la plus longue fut de quinze jours : il s'agissait d'un jeune homme qui avait fait des excès

(1) Curling, trad. par Gosselin.
(2) Medical Record New-York, 1882.
(3) Treatment of varicocele by excision of redundant scrotum, by Henry. New-York, 1884.

quelque temps avant l'opération. Ce malade a été opéré en février 1878. L'année suivante, il alla consulter sir James Paget, qui l'assura de la réussite de l'opération; enfin, il y a quelques mois Henry revit le malade et le trouva en parfait état. Dans un autre cas, opéré en mai 1872, le malade fut revu en janvier 1881, le résultat était également satisfaisant. Les autres malades ne purent pas être examinés quelque temps après l'opération; Henry suppose que la résection du scrotum a été aussi chez eux suivie de succès, puisqu'il leur avait instamment demandé de l'informer de la moindre récidive.

OBSERVATION XXX (1).

Il y a neuf semaines, le Dr Barton a vu, avec le Dr Collin, un malade porteur d'un double varicocèle. De la base du pénis à la portion la plus déclive du scrotum, on mesurait une longueur de sept pouces et demi. A cette époque, la résection du scrotum fut pratiquée. Les points de suture furent enlevés au bout d'une semaine. Quinze jours après l'opération, la plaie était cicatrisée et le malade pouvait vaquer à ses occupations. A la fin d'octobre 1881, le Dr Barton a revu le malade; à droite, suivant lui, le varicocèle est guéri; à gauche, il reste encore quelques veines dilatées. La non-guérison complète tiendrait à ce que l'on n'a pas réséqué une portion suffisante de scrotum. Il n'y a pas eu d'hémorrhagie.

OBSERVATION XXXI (2).

Le Dr Lovis rapporte l'histoire d'un conducteur de tramway qui était porteur d'un varicocèle; il souffrait à tel point qu'il voulait renoncer à son métier. La résection du scrotum fut pratiquée et le malade put reprendre son travail.

(1) Phil. M. Times, nov. 1881.
(2) Phil. M. Times, nov. 1881.

Observation XXXII (1).

Malade hypochondriaque, présentant au plus haut degré les caractères physiques du varicocèle. Scrotum distendu de cinq à six pouces en longueur; douleurs très vives. Henry a pratiqué la résection du scrotum. Trois semaines après l'opération, la plaie était complètement cicatrisée, et le malade écrivait une lettre dans laquelle il remercie du grand service qui lui a été rendu; il ne souffre plus; il recommence, dit-il, une autre vie; son dégoût pour l'existence a complètement disparu. Cette lettre date du 8 avril 1882. Henry a eu occasion de voir le malade le 20 octobre de la même année; il allait très bien et aucune douleur n'avait réapparu.

Observation XXXIII (2).

Le Dr Goelet (de New-York) cite un cas de varicocèle, datant de quinze ans, qu'il a guéri par la résection du scrotum. Le malade lui fut envoyé par le Dr Cobb (de Goldsborough); il ressentait des douleurs assez vives; il fut opéré. Les résultats de l'opération furent très satisfaisants; la douleur disparut complètement. Avant l'opération, les phénomènes douloureux n'étaient pas amendés par le port d'un suspensoir.

Observation XXXV (3).

J. W., 28 ans, cocher, adonné à la masturbation jusqu'à l'âge de 22 ans. A cette époque il se maria, et commit des excès sexuels. Vers l'âge de 20 ans, le malade s'aperçut qu'il avait un varicocèle du côté gauche. Pendant ces dernières années, la tumeur scrotale s'est accrue d'une manière évidente, aussi le

(1) Henry. Medical Record, New-York, 1882.
(2) North Carol. M.J. Oct. 1883.
(3) Lydston. Chicago Med. J and Ex., oct. 1883.

malade a-t-il porté un suspensoir pendant une année environ.
Au moment de son entrée à l'hôpital, le malade a prétendu que
ses facultés génitales avaient considérablement diminué, c'est
pourquoi il s'est décidé à une intervention. On pratiqua l'opération d'Henry, en se servant toutefois d'un ancien modèle de
clamp ; on ne mit pas de drain à l'angle inférieur de la plaie ;
la suture fut faite, en partie avec de la soie, en partie avec du
fil d'argent. Le même jour il y eut une hémorrhagie secondaire,
qui détermina la formation d'un clapier à l'extrémité inférieure
de la plaie. Des bourgeons charnus ne tardèrent pas à apparaître
à ce niveau tandis que la portion supérieure de la plaie se réu-
nissait par première intention. Le vingtième jour, la plaie était
complétement guérie, et le malade fut renvoyé. Il a été revu
un an après l'opération ; il est très satisfait de l'opération, et n'a
plus éprouvé les symptômes dont il souffrait avant l'intervention.

OBSERVATION XXXV (1).

Bohémien de 23 ou 24 ans, ne sachant parler ni l'anglais, ni
l'allemand ; impossibilité d'avoir des renseignements sur ses
antécédents.

Le malade paraissait souffrir beaucoup de son varicocèle, qui
était très volumineux. Après avoir amélioré par des toniques
l'état général de ce bohémien, on pratiqua, quelques semaines
après la résection du scrotum, comme dans l'observation précédente. Il y eut une hémorrhagie légère pendant l'opération ; il
n'y eut pas d'hémorrhagie secondaire mais, malheureusement, le
troisième jour un érysipèle se déclara, ce qui remit la guérison à
cinq semaines. Au moment de sa sortie de l'hôpital, le malade
était très content, la réunion de la plaie était parfaite. Il n'a pas
été revu depuis.

(1) Lydston. Chicago Med. J. and Ex., oct. 1883.

Observation XXXVI (1).

W. F..., 30 ans, commis. Cet homme reconnaît avoir fait des
excès de masturbation et de coït. A l'âge de 18 ans, le côté gauche du scrotum s'est accru, mais il n'a jamais consulté de médecin avant de venir trouver Lydston. Sur l'avis d'un de ses ca-
marades, il a commencé par porter un suspensoir, mais il n'en a
jamais porté d'une façon régulière. Ce malade présentait des
accidents syphilitiques et fut soumis à un traitement mixte pendant quelques semaines avant l'opération. Lydston modifie le
manuel opératoire : il se sert de catgut au lieu de soie, et met
un drain en os décalcifié à l'angle inférieur de la plaie. Pour
soutenir les lèvres de la plaie, il se sert de quatre épingles d'argent autour desquelles il fait une suture entortillée. Pansement
avec le coton boriqué et l'iodoforme. La réunion par première
intention se fait partout ; on enlève le tube à drainage le second
jour, les épingles le quatrième, et on attend la chute spontanée
des autres sutures. Le dixième jour le malade peut vaquer à ses
affaires.

Un an après l'opération, on revoit le malade, qui ne porte plus
de suspensoir et se trouve en très bon état.

Observation XXXVII (2).

F. S..., 28 ans, teneur de livres. Pas de masturbation, pas
d'excès de coït. Hypochondrie. Depuis l'âge de 20 ans, allongement du côté gauche du scrotum. Aucun traitement, sauf l'application d'un suspensoir mal fait. Spermatorrhée, dépression de
l'état mental, douleur dans la région dorsale ainsi qu'au niveau
du testicule gauche. Même procédé opératoire que dans l'observation précédente. Réunion par première intention. Enlèvement

(1) Lydston. Chicago Med. J. and Ex., oct. 1883.
(2) Idem.

des épingles le troisième jour. Le onzième jour le malade peut reprendre son travail, tout en portant un suspensoir.

Treize mois après le malade est revu et on lui conseille de porter un suspensoir pendant quelque temps encore.

OBSERVATION XXXVIII (1).

W. H.., 21 ans, secrétaire. Il est venu consulter Lydston pour la première fois en octobre 1881; il y avait trois ans à cette époque qu'il avait remarqué une augmentation de longueur de son scrotum. Cette difformité influait beaucoup sur son état mental, et c'est surtout pour remédier à son imperfection physique qu'il désirait une intervention. Mais comme à ce moment le malade présentait de la spermatorrhée, de la douleur au niveau du col de la vessie, des envies fréquentes d'uriner, Lydston refusa de l'opérer et lui conseilla de porter un suspensoir. Ce n'est qu'au mois de mars 1883 que Lydston lui fit la résection du scrotum. La réunion par première intention se fit bien, cependant, comme une grande quantité de sang s'était accumulée en arrière de la suture, l'extrémité inférieure des lèvres de la plaie se trouva désunie le troisième jour ; des bourgeons ne tardèrent pas à se développer et la cicatrisation complète eut lieu. Les résultats de l'opération furent merveilleux ; le relèvement moral et physique du malade se produisit rapidement ; le vingtième jour, W. H... reprenait ses occupations.

OBSERVATION XXXIX (2).

W. A.-S..., 35 ans. Admis à l'hôpital le 4 décembre 1883.

Il y a deux ans et demi, le malade, en tombant les jambes écartées, s'est froissé le testicule gauche. Aussitôt après l'acci-

(1) Lydston. Chicago Med. J. and Ex., oct. 1883.
(2) Professor Donald Maclean, The Physician and Surgeon Magazine, August, 1884.

dent, le testicule a augmenté de deux ou trois fois son volume normal et est devenu très douloureux. Quelques jours après ces symptômes ont diminué et, en six semaines, la douleur et le gonflement ont disparu. Il y a un an, sans cause directe, un nouveau gonflement se déclara et la douleur fut à cette époque des plus vives. Le testicule est resté gros et a continué à être plus ou moins douloureux ; par moments la douleur devient tellement aiguë que tout travail est impossible. Ces accès ne durent que quelques heures, mais ils sont fréquents, et surtout le deviennent de plus en plus. La douleur irradie le long de la région dorsale : elle se propage dans la jambe, l'épaule et le bras. Le volume du testicule gauche, lorsque celui-ci est le plus lésé, ne dépasse jamais le double du volume du testicule droit. L'état du malade s'aggrave pendant les temps chauds ou sous l'influence d'un foyer calorique quelconque.

17 décembre 1883. On diagnostique un varicocèle. Anesthésie chloroformique, résection du scrotum. On applique un sachet de glace. Toutes les sutures sont enlevées au bout de six jours.

2 janvier 1884. Exéat ; guéri.

Observation XL (1).

A. O..., 33 ans. Admis à l'hôpital le 10 janvier 1884.

C'est il y a dix ans que le malade s'est aperçu pour la première fois de quelque chose d'anormal du côté de son testicule gauche. Jusqu'à il y a trois ans aucun trouble ne s'est manifesté. L'affection proviendrait d'un traumatisme. Pendant ces trois dernières années le testicule a été plus ou moins douloureux et par moments la douleur est intolérable.

4 février 1884. Anesthésie générale. Résection du scrotum. On applique immédiatement après l'opération un sachet de glace que l'on enlève le lendemain soir.

(1) Professor Donald Maclean. The Physician and Surgeon Magazine, August, 1884.

Le 7. Les sutures de soie sont retirées.

Le 8. On fait de même pour le crin de cheval. La dernière ligature tombe le 16 février.

Le 13. Les granulations de la plaie présentent le meilleur aspect.

Enfin le 19 le malade sort guéri de l'hôpital. Pendant cette période, il y a eu un peu de fièvre le lendemain et le surlendemain de l'opération, mais les jours suivants la température à été normale et l'état général très satisfaisant. C'est là d'ailleurs ce qui se produit chaque fois que le chirurgien pratique cette opération.

OBSERVATION XLI (1).

A.-M. B..., 21 ans. Admis à l'hôpital le 29 janvier 1884 pour un varicocèle gauche. Le malade s'est aperçu pour la première fois de sa maladie il y a deux ans. Elle n'a jamais été doulou-reuse, et serait due, au dire du malade, à des habitudes de masturbation. Il a épuisé la série des suspensoirs et bandages palliatifs de toutes sortes sans en avoir éprouvé aucun sou-lagement.

Le professeur Maclean l'examine avec soin ; l'intervention opératoire ne lui semble pas urgente, mais comme le malade in-siste pour être opéré, on pratique le jour de son entrée la résec-tion du scrotum. L'opération a duré dix minutes. On a appliqué un sachet de glace aussitôt après.

Le 2 février, les sutures de soie sont enlevées. Le malade se sent bien.

Le 4. Les sutures faites avec du crin de cheval sont enlevées. Bon aspect de la plaie. Bon état général.

Le 16. La plaie est cicatrisée ; le malade s'en va guéri.

(1) Professor Donald Maclean. The Physician and Surgeon Magazine, August, 1884.

Observation XLII (1).

J.-E. B..., 24 ans. Admis à l'hôpital le 22 avril 1884.

Le malade s'est aperçu pour la première fois de son varicocèle gauche il a y deux ans ; il l'attribue à un traumatisme.

23 avril. Anesthésie générale. Résection du scrotum. Une petite hémorrhagie a nécessité une ligature. Application d'un sachet de glace immédiatement après l'opération.

Le 25. Le malade va bien. On enlève les sutures de soie.

1er mai. Les sutures de crin de cheval sont enlevées. La plaie s'améliore rapidement.

15 mai. La plaie est presque complètement cicatrisée ; le malade quitte l'hôpital.

Le 26. Cicatrisation complète. Le varicocèle n'est plus apparent.

Observation XLIII (2).

W. M..., 29 ans. Admis à l'hôpital le 14 mai 1884. Il y a un an et demi, en faisant un effort pour soulever un poids, le malade a ressenti une douleur dans la région lombaire. A partir de cette époque la vessie est devenue irritable. Très souvent après la miction le malade ressent une douleur vive dans la région vésicale et le long de l'urèthre. On examine le malade et on le trouve porteur d'un varicocèle à gauche.

21 mai. Anesthésie générale. Résection du scrotum. Légère hémorrhagie n'ayant pas nécessité la ligature.

Le 22. Un peu de fièvre.

Le 30. On enlève les sutures, la plaie va bien. Le malade se promène dans les cours.

15 juin. Exéat ; guéri.

(1) Professor Donald Maclean. The Physician and Surgeon Magazine, August, 1884.

(2) Idem.

INDEX BIBLIOGRAPHIQUE

Bœnning. — Cure radicale par l'excision des plexus veineux appuyée sur trois cas. Phil. Med. Times, 1882-1883, XIII, p. 720.

Carlnebler. — Du varicocèle et de son traitement chirurgical. Breslau, 1880.

Celse. —

Clark. — Traitement du varicocèle. N.-Y. Med. J., XXIX, p. 631.

A. Cooper. — Œuvres chirurgicales, trad. par Chassaignac et Richelot.
Guy's medic. Reports, 1838.

B. Cooper. — Guy's medic. Reports, 1839.

Curling. — Maladies du testicule, trad. par Gosselin.

Escallier. — Mémoires de la Société de chirurgie, 1851.

Goelet. — Résection du scrotum.
North Carolina Med. J., 1883, p. 185.

Gould. — Lancet, 1880, p. 83.

Hache. — Note sur un nouveau procédé de traitement du varicocèle. Ann. des mal. des org. génito-urin., mai 1884.

Henry. — Americ. J. of Syph. and Dermat., 1871, p. 220.
— Treatment of varicocele by excision of redundant scrotum, illustrated by new instruments. New-Y., 1881.
— Remarques additionnelles sur la résection du scrotum. Med. Rec. N.-Y., XXII, p. 509.

HENRY. — Remarks on the nature and the treatment of varicocele.
Proc. of the Conn. med. Society, 1883, n. s., n° 44,
p. 155.

HORTELOUP. — Mém. à l'Acad. de méd. Inédit.

HOWE. — Varic. Eccl. Med. J. Cincinnati, 1870, XXIX,
p. 544.

JACCOUD. — Pathologie interne.

JENCKES. — Cure radicale du varicocèle. Ann. J. M. Sc. Philad.
N. S., LXXXVI, p. 153.

LANDOUZY. — Du varicocèle et en particulier de la cure radicale
de cette affection, 1838.

LEE. — Lancet, 15 janvier 1881.

LEVIS. — Treatm. of varicocele by excision of redundant scrotum. South. Clin. Rich., 1882.

LYDSTON. — Résection du scrotum. Chic. M. J. and Exam,
XLVII, p. 351.

MACLEAN. — Five cases of varicocele cured by amputation of
all redundancy of scrotum. N. 354. Phys. and Surg.
Michigan, août 1884.

MALGAIGNE. — Med. opér., revue par le prof. Le Fort.

NICAISE. — Traitement du varicocèle par la ligature et la section antiseptique des veines. Rev. de chirurgie, mai
1884.

PÉRIER. — Considér. sur l'anat. et la phys. des veines spermatiques. Th. de Paris, 1864.

RICHELOT. — Art. Scrotum, dict. Dech.
— Union med., 29 mars 1885.

RICHET. — Anatomie méd. chir.

SAPPEY. — Anat. descript.

SEGOND. — Art. Varicocèle, dict. Jaccoud.

SISTACH. — Etude statist. sur les varices et le varicocèle. Gaz.
méd., 1863.

VALÉTTE. — Clin. chir. de l'Hôtel-Dieu de Lyon.

VARICOCÈLE. — Discussion sur le varic. Phil M. Times, 1881-82,
XII, p. 88.

VELPEAU. — Gazette des hôpitaux, 3 août 1844.

VIDAL (de CASSIS). — De la cure rad. du varic. par l'enroul. des veines du cordon sperm., 1850.

VINCENT. — Traitement du varic., applic. de la méth. antis. Th. Paris, 1884.

WATKINS. — Nouv. Orl. M. and S. J., 1882-83, X, p. 508.

WHITE. — South. Clin. Richm., 1878-79, p. 466.
Virg. M. Month. Richm., 1879-80, p. 706.

WILL. — Influence du varicocèle sur la nutrition du testicule. Lancet, 1880, p. 754.

WILLIAMS. — Chic. M. J. and Exam., 1879, XXVIII, p. 469.
Med. Age Detroit, août 1884.

TABLE DES MATIERES

Paris.— A. Parent, imp. de la Fac. de médec., A. Davy, successeur,
52, rue Madame et rue M. le-Prince, 14.

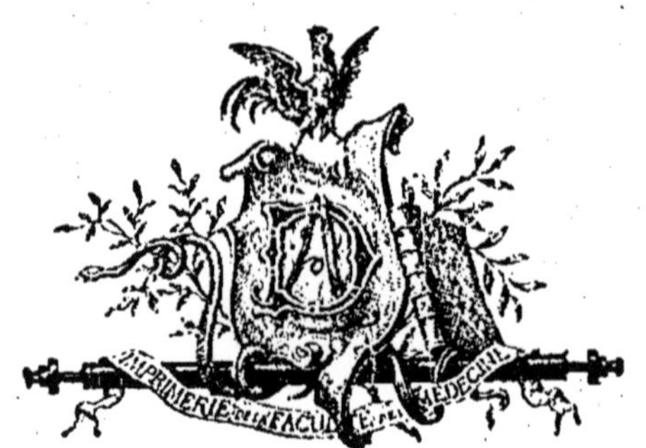

IMPRIMERIE DE LA FACULTÉ DE MÉDECINE

www.ingramcontent.com/pod-product-compliance
Ingram Content Group UK Ltd.
Pitfield, Milton Keynes, MK11 3LW, UK
UKHW020921120726
13693UKWH00003B/1096